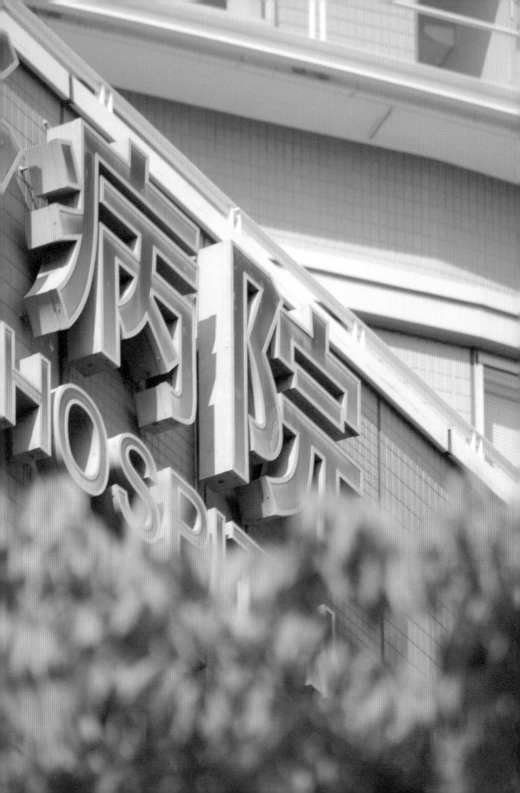

精神科仕事術

この科で働くことを決めた人が、
やったほうがいいこと、やらないほうがいいこと

山下隆之
Yamashita Takayuki

医学書院

著者紹介
山下隆之（やました・たかゆき）
株式会社 There is 代表取締役・訪問看護ステーション「らしさ」所長／精神科認定看護師
1988 年に看護師免許取得。以降 2021 年まで医療法人資生会八事病院などいくつかの精神科病院で看護師として働く。2020 年 11 月に株式会社 There is 設立。2021年 4 月に精神科に特化した独立型の訪問看護ステーション「らしさ」を開設。
『うつ病・双極性障害の看護ケア』（中央法規出版）、『新版精神看護学』（中央法規出版）で分担執筆。雑誌『精神看護』（医学書院）2019 年 5 月号～ 2020 年 11 月号での 10 回の連載「精神科に入職して初めて働く時に、やったほうがいいこと、やらないほうがいいこと」を経て本書に。
「働くとは社会貢献することである、と最近思うようになり、現場でしか学べない精神科看護のノウハウを後輩に伝えたいと考えるようになりました」

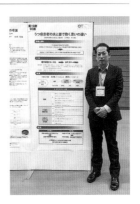

精神科仕事術
　―この科で働くことを決めた人が、
　　やったほうがいいこと、やらないほうがいいこと

発　行　2021 年 12 月 1 日　第 1 版第 1 刷©
　　　　2022 年 11 月 1 日　第 1 版第 2 刷
著　者　山下隆之
発行者　株式会社　医学書院
　　　　代表取締役　金原　俊
　　　　〒113-8719　東京都文京区本郷 1-28-23
　　　　電話　03-3817-5600（社内案内）
印刷・製本　アイワード

本書の複製権・翻訳権・上映権・譲渡権・貸与権・公衆送信権（送信可能化権を含む）は株式会社医学書院が保有します.

ISBN978-4-260-04870-5

本書を無断で複製する行為（複写，スキャン，デジタルデータ化など）は，「私的使用のための複製」など著作権法上の限られた例外を除き禁じられています. 大学，病院，診療所，企業などにおいて，業務上使用する目的（診療，研究活動を含む）で上記の行為を行うことは，その使用範囲が内部的であっても，私的使用には該当せず，違法です. また私的使用に該当する場合であっても，代行業者等の第三者に依頼して上記の行為を行うことは違法となります.

JCOPY　〈出版者著作権管理機構　委託出版物〉
本書の無断複製は著作権法上での例外を除き禁じられています. 複製される場合は，そのつど事前に，出版者著作権管理機構（電話 03-5244-5088，FAX 03-5244-5089，info@jcopy.or.jp）の許諾を得てください.

はじめに

　初めての精神科、そこで働くと決めた時は、何らかの夢や希望を抱き、勇気を持って一歩踏み出されたことと思います。しかし、精神科病棟は"精神"というつかみどころのないものを対象にしています。初めて足を踏み入れる人にとっては、どうなっているのか、何をしたらいいのか想像がつかない未知の世界だと思います。

　私はこれまで、精神科病棟で働き始めた人が途中で道に迷ったり疲れ果てたりして、志半ばで去っていくのを数多く見てきました。その後ろ姿を見送りながら、どのようにサポートすればよかったのだろうと振り返った時、私にはまだやれることがあるような気がしました。

　精神科には他科とは違う独自のケア技術、看護業務のやり方があり、他科にはない看護の観点が必要な場面があります。これらを新しく来た人にあらかじめ伝えてあげることができれば、もっとスムーズにこの科に慣れ、精神科看護の素晴らしさ、楽しさにまでたどり着いてもらえるのではないか。そう思ったのです。

　そこから私は、「ああ、ここは新人さんにはとまどうポイントだな」と感じることがあるたびに、それをノートに書き留めていくようにしました。それをまとめたものがこの本です。

　もちろん私自身も、すべてをわかっているわけではなく、今でも道に迷い、毎日揺れ動きながら進んでいるのですが、このノートが未知の領域へ踏み込む人にとっての松明の灯りくらいにはなるかもしれない。そう思って、自分への叱咤も含めてこれを読者の皆さんに伝え、分かち合いたいと思いました。

　ここでこの本の構造についてちょっと紹介します。
　本書は、精神科に「入職」してすぐの何も知らない時期から、あ

る程度慣れを感じるようになった時期まで、その折々に、何を「やったほうがいいのか、やらないほうがいいのか」を、その理由と共に記しています。

　この、本書のサブタイトルにもなっている「やったほうがいいこと、やらないほうがいいこと」ですが、ここには「あくまで山下の経験上は、こうしたほうがよいと思いますよ」という意味を込めました（もしこれが「やらなければいけないこと、やってはいけないこと」だったら私は書けなかったと思います）。

　Chapter2の見出しは、次のように色分けして区別しました。
　赤色 ——「働く上での職業人としての考え方・心持ち」に関するもの。
　青色 ——「患者さんや家族へのケア技術」に関するもの。
　緑色 ——「看護業務のコツ」に関するもの。
　実際にはすべてが重なっているので明確には分けられませんが、そのように分けたほうがわかりやすいと思いましたので、そういう形に工夫しています。

　また、内容を読んで了解できたら、見出し右にある□（チェックボックス）にチェックを付けられるようにしました。それを振り返れば、自分の理解と進捗具合が確認できますし、チェックが付かずもっと理解したい項目については、信頼できる同僚や先輩に話を聞いてみるのもいいかもしれませんね。

　この本があなたにとってなんらかの指針となり、役立つならば、著者としてこんなに嬉しいことはありません。あなたの仕事のやりがいと喜びが、この科で見つかりますように。それではいってみましょう。

精神科仕事術

この科で働くことを決めた人が、
やったほうがいいこと、やらないほうがいいこと

目次

Chapter1
あると助かる予備知識

Chapter2
期間別ナビゲーション

装丁・本文デザイン……加藤愛子（オフィスキントン）

イラストレーション……あらき とわ
　　（以下を除く。p55, 74, 77, 99, 102, 128, 133, 153）

Chapter1

あると助かる
予備知識

ちょっと知っておくだけで
あなたにゆとりを与え、
「びっくり」や「なにそれ?」が減る
さまざまな予備知識をお伝えします。

- 業務の種類
- 個人情報の扱い方
- 法律
- 申し送り
- 医師への電話での問い合わせ・報告
- 緊急時

業務の種類

受持ち業務とは?

　入職したらすぐに指導を受けながら始まるのが日勤業務です。日勤業務には受持ち業務と機能別業務の2種類があります。

　受持ち業務とは、6～7人の患者さんをあなたが受持ち、その人たちの看護に責任を持つ形で、体温や脈拍を測ったり、排便について確認したり、個人受持ち担当の看護師（次頁）が立案した計画に沿って、ケアや処置などをする業務になります。

　流れとしては、まず受持ち患者さんのカルテに目を通して情報収集をし、医師の指示や看護計画を確認します。それから時間がある限り患者さんの行動パターンを観察して、必要なケアや処置をします。そして観察したことやケアした結果を具体的に記録に残します。

　基本は自分の受持ち患者さんに集中して役割を果たすことですが、状況によっては他の患者さんの対応やケアをすることもあるでしょう。その時は、その患者さんの受持ち看護師にすぐに報告することが必要です。

機能別業務とは?

　機能別業務とは、入浴介助や食後の与薬業務などを、不特定多数の患者さんに向けて行う業務です。

> 受持ち業務と機能別業務をどうこなせばいいの？

　日勤では、受持ち業務と機能別業務を並行することになりますので、どう動けばよいか、日勤の開始から終了までの自分の動きをイメージしてから動くとよいと思います。

　具体的には、機能別業務を中心に動くことを考えながら、受持ち業務をこなす、というようなイメージです。

　例えば、9時30分から受持ち患者さんの検温があり、10時から機能

別業務で入浴介助がある時は、9時30分からの30分間でどのように検温をこなすかを考えます。

　30分で受持ち患者さん全員の検温ができそうにない時は、どの患者さんの検温を優先するかを考え、検温できそうにない患者さんには時間が後になることへの了解を取りましょう。そして入浴介助が終わってから検温をすればよいでしょう。

　もしいろいろな理由により受持ち業務が完了できそうにないと思ったら、勇気を出して同僚や先輩に協力依頼ができるとよいと思います。

個人受持ち担当業務 （プライマリーナーシング）とは？

　受持ち業務とは別に、個人受持ち担当業務（プライマリーナーシング）といって、1人の患者さんの入院から退院までをあなたが担当し、情報収集、アセスメント、看護計画の立案、実施、評価をしていく業務があります。

　院内研修で看護過程の展開や看護計画の立案について教えてもらって初めてできる業務なので、一般的には入職して半年以上経ってからようやくやらせてもらえることになるでしょう（病院によって差がありますが）。

　ちなみに私が過去に働いた病院では、急性期病棟の新人さんは、入職して半年経った頃から個人受持ち担当看護師になっていました。

　日々の仕事の流れとしては、受持ち業務や機能別業務の合間に、個人受持ちとなった患者さんの所に行き、そこで得た情報から、看護計画を立てたり修正したりします。

入院患者さんの基礎情報を取る業務はいつから？

　入院した患者さんの基礎情報を、自分が担当して取らせていただくという業務があります。これも恐らく、入職して半年くらい経ってから始まると思います。

　理由は、そこで患者さんからうかがった基礎情報に基づき、すぐにアセスメントし、入院初期の看護計画を立案しなければならないからです。そのため病棟によってはこれを、個人受持ち担当業務（プライマリーナーシング）に含めて考えている場合もあります。

夜勤業務はいつから?

　日勤の定型業務の流れとやり方を覚え、早出や遅出を経験し、それから夜勤に入る、というのが通例だと思います。ただし、急性期病棟なのか慢性期病棟なのかによっても違いますし、病棟の管理者の考えでも違ってきます。でも、少なくとも入職して半年は夜勤はしないと考えておいてよいでしょう。

リーダー業務はいつから?

　夜勤業務を経験したら、次にリーダー業務といって、病棟全体をマネジメントする業務があります。これが始まるのは少なくとも入職して1年くらいが経ってからだと思います。

予備知識その2　個人情報の扱い方

プライバシーへの配慮としてできること

　個人情報保護法が制定されてからは、これまで以上に、患者さんの個人情報を大切に扱うという考えが強くなりました。例えば、以前であれば当たり前のように病室の前に掲示していた患者さんのネームプレートを、患者さんの了解が取れた場合に限って付けるようになりました。食事の時に患者さんの名前を呼んで配膳していたのが、患者さんの名前を呼ばずに、患者さんの所までお膳を持っていき、手首に着けてあるネームバンドで名前を確認して配膳をするようになりました。

　看護師個人ができる配慮としては、患者さんの名前を呼ぶ時に他の患者さんに聞こえるような声のトーンで呼ばない、ナースステーションで患者さんについて話す時に他の患者さんに聞かれないように細心の注意を払う、家族から患者さんの情報を教えてほしいと言われても患者さんに了解を得てから伝える、などがあります。

その他、病院全体の情報管理に関しては、まずは職場規定の内容を知って守りましょう。そこには、例えば「電話による患者さんの照会には一切返答しないこと」などが記されていますので、そのあたりに気をつけるとよいと思います。もし、患者さんの入院確認など、個人情報に関する問い合わせの電話を受けた時は、「個人情報なので教えることができない」ことを丁寧にはっきりと伝え、そういう問い合わせがあったことをすぐに上司に報告しましょう。

予備知識その3　法律

「精神保健及び精神障害者福祉に関する法律」を理解しよう

法律は、社会において守るべきルールであり、働く時は関連する法律に則って動くことが大切です。

「精神保健及び精神障害者福祉に関する法律」に、私たちが守るべきルールが示されているので、精神科で働くにはそれを必ず理解しておくことが大切です。特に人権擁護の観点から、入院時や隔離・拘束時などは法律の定める手続きに基づいて行うことが必要です。

予備知識その4　申し送り

ポイントを絞り、5分以内で終了しよう

日勤の最後の業務は夜勤者への申し送りです。夜勤者は、2～3人で業務を回すので、安全だけでなく効率も必要で、せわしなく感じていることが多いです。日勤者であるあなたが夜勤者に協力できることは、ポイントを絞って簡潔に、5分以内を目安に申し送りを終了することで

す。そのためのコツが3点あります。

1点目は、身体的・精神的な変化があった患者さんの客観的事実を伝えることです。

2点目は、新たな看護計画や医師の指示変更など、これまでと違う看護実践や業務があれば伝えることです。

3点目は、普段と変わりない患者さんのことや経過一覧表を見てわかることは省略することです。

これらを意識して伝えたいことをまとめるとよいでしょう。

予備知識その5　医師への電話での問い合わせ・報告

緊急なら、R（提案）から伝えるのもアリ

医師に電話で報告する時は誰でも緊張します。医師が電話に出た途端に頭が真っ白になってしまうこともありますので、報告する時は事前に要件をメモにまとめておく習慣をつけておくとよいと思います。報告の流れとしてはS（状況）、B（背景）、A（判断）、R（提案）といった「SBAR」の順に話すと相手に伝わりやすい、と言われています。

例えばこんな形です。

「5日前から食事と水分が摂れず、現在微熱がある（S）うつ病のPさんですが（B）、検査結果から脱水傾向で補液が必要ではないかと判断しています（A）。そこで一度診察していただけないでしょうか（R）」。

この時の留意点は、S（状況）は具体的に、B（背景）は簡潔に、そしてR（提案）は率直に伝えることです。医師の側からすると煩雑な業務をかかえていますので、どんな状況でどんな要件かを簡潔に知りたいからです。

しかし緊急事態の場合ですと、要件をメモにまとめてSBARで順序立てて話す余裕はありません。医師にすぐに動いてもらえるよう、最初にR（提案）から伝えるのもアリです。

例えばこんな形です。

「すぐに南病棟男子トイレに来てもらえますか（R）。心肺停止状態の患者さんがいます（S）」。

もしその患者さんに関連する情報があれば、B（背景）として補足します。

予備知識その6 緊急時

とにかく応援を呼べるようにしておこう

看護の原点は、生命の尊厳を守ること。精神科は、窒息や転倒などの事故や、予期せぬ急変が起こりやすい現場です。緊張や不安は常にありますが、実際にそれらが起こったら命を守るための行動ができるようにしておくことが大切です。

多くの病院では、緊急時に全館放送やPHSを使って応援を呼ぶシステムがあると思うので、とりあえず緊急時の応援の呼び方を知り、できるように練習しておくとよいでしょう。そして入職して1年くらいまでの間に、自ら勉強してBLS（一次救命処置）についての知識を持ち、急変時の初動、心臓マッサージ、AED操作はできるように練習しておくとよいと思います。

Chapter2

期間別
ナビゲーション

この章では、
入職してから1年が経つまでの期間を
16の区切りに分け、
新人さんが持っておくとよい
「心持ち」「患者さんへのケア技術」「業務のコツ」を
お伝えしていきます。

最初はどうしても覚えることが多めになりますが、
そこを越えると精神科看護のおもしろさに入っていきます。
千里の道も一歩から。
一緒に進んでいきましょう。

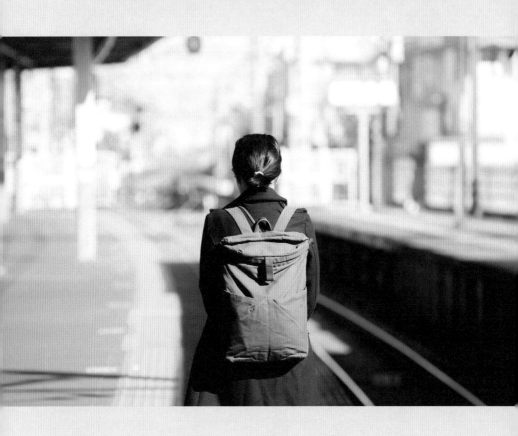

最初の1週間

精神科で働くことを決めたあなたへ

とりあえず1週間そこにいよう！怖さが減ります

心持ち

　初めて働く時の「よーし、やるぞ」という覚悟と緊張感、仕事を早く覚えたいという欲求、一生懸命学ぼうとする謙虚な姿勢。こういった初心を持てることが新人さんの強みです。こういう気持ちは、そこで働いているスタッフにも患者さんにも元気を与えます。すごい力です。初心を持って動くことは、仕事をしていく上で最も大切だと私は思います。

　精神科はどんな所か、想像しにくい未知の世界です。初めて精神科で働く時は、誰でも多かれ少なかれ怖いと思うのではないでしょうか。怖いと思うことは、偏見でもなんでもなく、人間の自然な反応です。加えて精神科のことを人から聞いたり、知識が少しあったりすることで、逆に怖さが強くなることもあるでしょう。そんな時はとりあえず、少しの覚悟と患者さんにかかわる勇気を持って、1週間その世界にいてください。不思議ですがその世界を自分で見て体験することで、最初に抱いていた怖さは日ごとに減っていきます。逆に興味が湧いたり楽しくなったりするかもしれません。「百聞は一見に如かず」です。

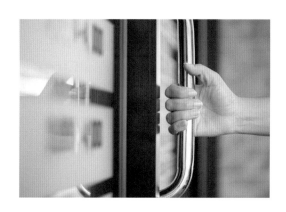

患者さんに対する思い込みをなくそう

　偏見は、精神科で働いている医療者が一番持っていると言われます。例えば統合失調症の症状に妄想や空笑があるという知識があることで、テレビを観て笑っている患者さんに対して「これが空笑なんだ」と思い込んでしまうことがあります。

　私が新人の時、ベッドサイドに飲み干したジュースの空き缶を何十缶も置いたままにしている患者さんがいました。私はそれが、患者さんの清潔観念の低さからくる不潔行為と考え、なんとか片づけてほしいと思っていました。

　ですがある時、毎日空き缶の種類や位置が少しずつ変わっていることに気づきました。それでどうして空き缶を置いているのかたずねてみると、「これはカレンダーです」と言うのです。患者さんは、空き缶の種類や位置を毎朝変えて、自分なりに日時を把握していることがわかりました。

　そこで患者さんと話し合いを重ね、空き缶の代わりに卓上カレンダーを購入しました。それから患者さんは卓上カレンダーの日付を嬉しそうにチェックするようになりました。

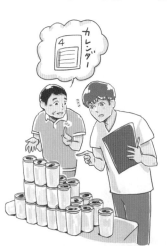

　このような経験を通して、患者さんに対して思い込みをなくすことの大切さを学びました。偏見は患者さんを理解するほど小さくなり、患者さんの1つ1つの反応にはすべて意味があるとわかった時、なくなっているものです。

相手に与える第一印象を良くしよう

　患者さんからも一緒に働くスタッフからも、第一印象で好感を持ってもらえるかどうかは、仕事をしていく上でとても重要です。

　初めて出会う人が自分に好感を持ってくれるかどうかは、出会って7秒で93%決まるという説があります。その内訳は、見た目や態度などの視覚情報が55%、声のトーンや話し方などの聴覚情報が38%です。ちなみに残りの7%は話す内容などの言語情報です。

　7秒で好感を持ってもらえる視覚情報は、清潔感のある身だしなみ、笑顔、ゆったりした動作、背筋を伸ばす、足をそろえて座るなどです。

　聴覚情報は、優しいトーン、スローテンポな語り口、大声は控え、耳障りのいい声の大きさ、言葉1つ1つをはっきり言う、言葉遣いとして語尾に「です」「ます」をつけるなどです。

　相手に与える第一印象を良くすることは、新人さんが最初にできる大切な仕事です。

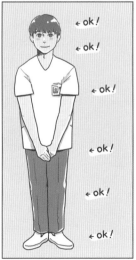

看護はチームで動きます。
必要なのは自立ではなく自律の力

OK?

　弱みを見せられず、何でも自分で何とかしようと頑張っている新人さんがいました。ある時、表情が暗かったので、「何か困っていることでもあるのですか」と声をかけると、看護処置に自信がないことや、受持ち患者さんのケアに悩んでいることを教えてくれました。それで「教えてくれてありがとう。つらかったですね」と声をかけると、いろいろな感情が湧き上がったのか、その場で号泣されました。泣き止むまで待ってから、「毎日よく頑張ってますよ。でも新人さんは、わからないことを聞くのが最初の仕事ですからね」と伝えました。

　「自立」は自分の力でできること。「自律」は場面に応じて自分をコントロールできることです。「自立」は大切ですが、チームで仕事をする時は「自律」のほうがよいと、私は思います。自分で何でもできるより、自分の弱みを見せ、人に頼れるほうが強いと思うからです。

　その時の新人さんは、今ではプリセプター（新人教育担当者）として、「新人さんはわからないことを聞くのが最初の仕事ですからね」と、自分で弱みを見せられない新人さんに声をかけています。

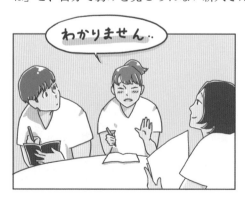

ケア技術「○○さん、おはようございます」。名前をつけて挨拶しよう

OK?

☑

　病室へ入る時はノックを3回して（2回はトイレに入る時なので）「失礼します」と言って入室します。ベッドは患者さんのプライベート空間なので、カーテンなどがあれば、すぐに開けずに「今、いいでしょうか」とたずね、了解が取れたらカーテンを開けて患者さんの近くまで行き、患者さんの目と自分の目の高さを同じにして、患者さんに軽く会釈をします。

　笑顔で「おはようございます、今日から看護師として働くことになった○○です。よろしくお願いします」と伝え、患者さんの反応を待って「お名前を教えていただけますか」と聞きます。患者さんの反応を待って「○○さんですね、よろしくお願いします」と挨拶をします。

　ちなみに毎日の患者さんへの挨拶は、単に「おはようございます」ではなく、「○○さん、おはようございます」と最初に患者さんの名前を添えるとよいでしょう。患者さんは自尊心を高められるので、それだけで治療的なかかわりになっています。精神科では、毎日の看護師との些細なかかわりそのものが治療になるし、その逆にもなるのです。

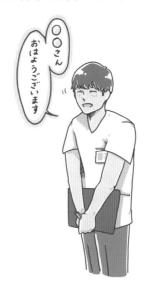

患者さんの言っていることがわからない時は、
2回は聞き直しても大丈夫です

　患者さんが話しかけてきた時に、患者さんの滑舌が悪かったり、小声のために何を言っているか聞き取れなかったりする時があると思います。その時は、「もう一度お願いします」と言って、2回は聞き直してよいと思います。それでもわからない時は、それ以上聞かずに「申し訳ありません。何を言っているのかわからないので」と伝えて、先輩に報告すればよいと思います。大丈夫です。最初はわからなくても、毎日の患者さんの行動を観ていれば、そのうち何を言っているかわかるようになります。

　しないほうがよいのは、何を言っているかわからないのにわかったような振りをして対応をすることです。どんな時でも誠実さは求められます。

　ただし、認知症の患者さんに対しては、説得より納得です。こちらが正しいことを説得して理解してもらおうとする対応ではなくて、どのようにすれば認知症の患者さんが気持ちよく納得してくれるだろうか、という部分に心を配りましょう。認知症の患者さんの特性に合わせて、患者さんが今を安心して過ごせるための対応が必要です。

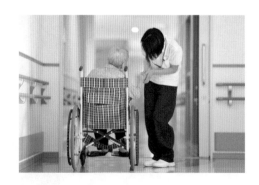

ケア技術 **安心を感じられる距離（60cm 以上）を取って 患者さんとコミュニケーションをしましょう** OK?

一般的に、初対面で安心できる物理的距離は、60cm以上と言われています（手と足の届かない距離です）。この距離は患者さんにとっても自分にとっても安心を感じられる距離です。患者さんは敏感です。人によっては、安心できる距離が1m必要な方もいれば、病室に誰かが入ってきただけで不安になる方もいます。相手の表情を観察しながら、患者さん1人1人にとっての安心できる距離を知って、それに合わせられるといいと思います。

60cm以内は親密な距離です。以前女性の新人看護師が、男性患者さんの情報収集に一生懸命になり、意識せずにベッドサイドに隣り合わせで接近して座り、突然患者さんに体を触られるというセクシャルハラスメントを受けたことがありました。こういったことが起こらないようにしましょう。患者さんと関係が構築でき、お互いに大丈夫と思ったら60cm以内に近づいてもよいです。

ただし、親しくなっていても異性の患者さんに対しては慎重に。自分が患者さんの恋愛対象にならない程度の距離や振る舞いが必要です。

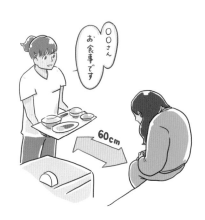

個室に1人でうかがう時は、ドアを開けたままにしよう

　女性患者さんの個室に男性看護師が1人でうかがうことは、できるだけしないほうがよいと思います。患者さんからセクシャルな行為を受けたと疑われた時に、弁明がしにくいからです。また男性に対してトラウマがある患者さんも少なくないからです。

　もしも検温などで個室に1人でうかがう時は、できるだけ病室のドアを開けたままにしておくとよいでしょう。また患者さんから暴力を受けるリスクなどを考え、常に入口に近い側に座って対応するほうが好ましいでしょう。患者さんにとっても看護師にとっても安全な環境を考えることが、看護をする前提として大切ですから。

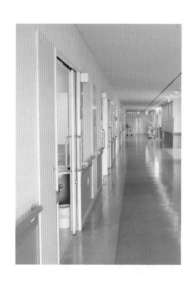

1日の流れを知るために、
入院時オリエンテーションを読もう

　最初は、わからないことが何かもわからないので先輩の動きを真似るしかありませんが、まずは1日の業務の流れを知りましょう。動きながら覚える以外ないのですが、もう1つの方法として、患者さんが入院する時に渡される「入院時オリエンテーション」の用紙をもらって読むとよいと思います。そこには、1日の流れだけでなく、1週間の流れや入院時のルールなども載っています。患者さんがどういった説明を受けて入院してくるかがわかると、自分も動きやすくなります。

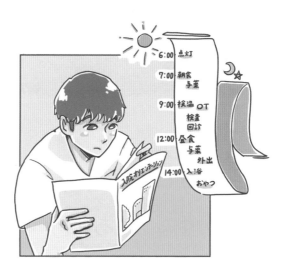

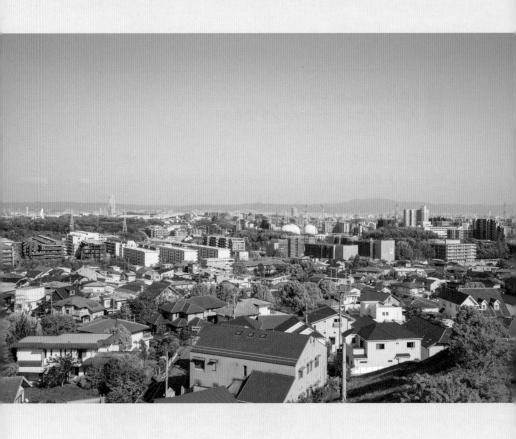

2週間目

まだ緊張の中にいるあなたへ

健康管理も仕事のうちです。
勤務表通りに出勤するには

　新人さんが仕事をする上で周りに迷惑をかけないための第一の条件は、勤務表通りに出勤することです。それを続けていくことで少しずつ周りから信頼を得られます。そのためには毎日の生活パターンを整え、栄養と睡眠を取って健康管理をすることが大切です。

　健康管理ができているかどうかは、仕事をしている時の表情や態度ですぐにわかります。病気で調子を崩している患者さんは、自身の健康管理ができない人を信用しません。また患者さんの中には、疲れた顔で仕事をしている看護師を見て心配してくれる方が多くいます。患者さんに余分な気遣いをさせないようにしたいものです。

 体調を崩した時にやったほうがいいこと、
やらないほうがいいこと

　誰でも体調を崩すことはあります。もし周りの職員や患者さんに気遣いをさせることなくパフォーマンスできそうなら、出勤します。それができないなら休む決断をして、早く万全の体調に戻すことを心がけます。

　やらないほうがいいことは、体調が悪いまま出勤して、周りに気を遣わせ、途中で帰ったりすることです。仕事はチームで協力し合って行っています。スタッフのモチベーションを下げないことも大切な仕事です。

　休んだ後に出勤した時にやったほうがいいことは、もちろん「休んでいた間、私の分まで仕事をしていただきありがとうございました」と周りの人への感謝を言葉で伝えることです。

「すみません」を「ありがとう」に変えよう

OK?

　私が看護管理者として病棟異動した時のことです。その病棟では、小さなお子さんをかかえながら働いているスタッフが5～6名いました。そういうスタッフは、お子さんの都合で突然日勤を休まざるを得ないことがあり、翌日に出勤してくるといつも、「昨日は休んでしまってすみませんでした」と他のスタッフに申し訳なさそうに謝罪していました。そんな時の病棟全体の雰囲気はなんとなくどんよりとしていました。

　そこで私から、「今後は休んだ時、"すみません"という謝罪の言葉ではなく、"ありがとう"という感謝の言葉をスタッフに伝えてほしい」とお願いしました。それ以後、日勤を休んだスタッフは、次の出勤時に、「昨日は休んだ分まで仕事をしていただきありがとうございました」と他のスタッフに感謝の気持ちを言葉で伝えるようになりました。

　言葉は言霊。それから半年ほど経過した頃、「ありがとう」という言葉がスタッフ間で飛び交い、スタッフ1人1人がいい顔で働いていて、病棟全体に活気があふれているのを感じました。

　自分の行いを謝罪ではなく感謝で返せるようにする。これはスタッフに対しても患者さんに対しても同じです。「ありがとう」と

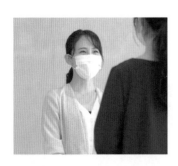

いう言葉は、どんな褒め言葉よりも相手を元気にします。あなたも「ありがとう」と言われた時に、気持ちが元気になった経験はありませんか？　自然に「ありがとう」を言える人になれるとよいと思います。

「患者さんに何かしなくては」という気持ちを捨てる

　身体科で長くやってきた看護師が、初めて精神科で働き出した時に、こんなふうに焦りや不安を話すことがよくあります。「これまでは、患者さんに吸引や清拭などの処置や看護援助ができたが、ここでは患者さんに何もしてあげられない」と。

　精神科看護は災害支援に似ていると私は思っています。私が実際に災害支援に行った時、被災地で生活している人は今を生きることに一生懸命で、元気に見え、ほとんど手伝えることがありませんでした。それで何も支援ができないと落ち込んでいる看護師が、周りに何人かいました。でも被災地で生活している人たちから、「あなたたちがここに来てくれているから私たちは頑張れる。そこに居るだけで私たちは元気や勇気をもらっている」という言葉をいただきました。

　精神科もよく似ています。何もできなくても、患者さんのことを気遣い、笑顔でそこに居るだけで、患者さんに元気や勇気を与えています。十分看護になっています。そのことに気づけると少し楽になります。

「仕事は自分の満足のためにしているのだ」と気づくこと

　働くということは、社会や人の役に立つということだと私は思います。自分の行いが人の役に立っていると思えた時、満足を実感できます。しかし、精神科は身体科のように患者さんが元気になっていく姿が見えにくく、自分の行いが患者さんの役に立っているかどうかわからなくて不安になることがあります。患者さんに何かしたいのに何もできていない自分に落ち込んだりもします。

　大人になって人の役に立ちたい気持ちは、子どもの時の親に褒めてほしい気持ちが変化したもの。仕事は患者さんのためにするのではなく、自分の満足のためにしていると気づくこと。それがスタートです。毎日、自己満足のために仕事をする。自分が満足できる大切さに気づけて、初めて患者さんの満足を大切に考えることができます。

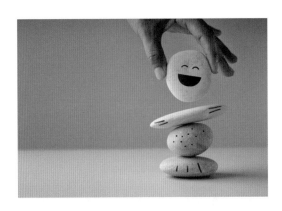

ケア技術 受持ち患者さんへの対応。看護を通して、自分にできること、できないことを分けよう

　受持ち担当の患者さんを持つと、なんとかしてあげたいという心理で患者さんの困りごとをかかえ込んだり、距離が近くなりすぎたりして、身動きが取れなくなることがあると思います。その時は看護を通して、自分にできることとできないことを分けて考えてみましょう。

　まずは、症状によって普段なら行えるセルフケアができない時に、何らかの援助をすることは看護そのものなので、あなたができることですね。

　でも、患者さんが自分でできることや自分の責任としてやったほうがよいことは、断れるとよいでしょう。例えば患者さんから「外泊したいので、家族に帰っていいかどうか電話で聞いてほしい」などと依頼されたら、「申し訳ないですが、それは私がすることではなく、○○さんが自分ですることだと思います。お願いします」のように言えるとよいと思います。

　そして、お小遣いが少ないのでお金を貸してほしいとか、友達がいないので友達になってほしいなど、看護を超えたことについては、そのつらい気持ちは受け止めても、看護ではできないことと割り切って仕事をできるとよいでしょう。看護とは、生活に焦点を当てて、患者さんの身体面、心理面、生活行動面、社会面の課題を患者さんが自分自身で少しずつ解決していけるのを手助けすることだと私は思います。

　いつも看護とは何かを自分の中で意識しながら、自分にできること、できないことを分けて考えられるとよいと思います。それがわかると、自分にできることはすればよいし、できないことは仕方がないと悟ることができ、自然体で仕事ができるようになります。

検温の前に、担当の患者さん全員の所に挨拶に回ろう

検温をする前に、まずは自分の担当の患者さん全員の所を回って挨拶をするとよいでしょう。「○○さん、おはようございます。今日担当の○○です。これから順番に検温に行くのでよろしくお願いします」のように声をかけます。患者さんの中には、担当看護師がいつ検温に来てくれるのか気を揉んで待っている人がいるからです。また、拘束中の患者さんや高齢の患者さんが心肺停止状態にある、というケースが万が一にもないよう、急変の患者さんがいないかどうかの確認もしておきたいからです。

誰から検温するかの順番は患者さんの状態に合わせて決める

優先して検温をしたほうがいい患者さんがいます。それは、躁状態などで看護師が検温に行くまで待てない患者さんや、時間にこだわりがある患者さんです。落ち着けなかったり、待てなかったりする患者さんの検温を先に行うことで、病室や病棟全体の雰囲気が穏やかになります。

次に検温を優先するのは、日常生活が自立している患者さんです。そういう患者さんは、検温後に洗濯や買い物など自分の決まった生活パターンを持っていることが多いからです。

拘束・隔離処遇中であったり、身体管理が必要な患者さんの検温は最後にしてよいと思います。その人たちの検温には処置やケアが付随することが多いと思いますが、他に待っている患者さんがいなければ、それらを余裕を持って行うことができるからです。

検温時に患者さんのベッド周囲をよく観察しよう。ただし、患者さんの物を勝手にさわってはダメですよ

　業務に追われると、患者さんのベッド周囲に行けるのは検温の時ぐらいです。その時は、ベッド周囲をさりげなく詳細に観察するとよいでしょう。患者さんのベッド周囲は、入院前の患者さんの生活像を映し出している情報の宝庫だからです。

　もし、普段はベッド周囲に脱ぎ捨てられていた服がロッカーの中に片づけられているなどの変化に気づいたら、理由をたずねてみるとよいでしょう。行動の変化は心の変化と関連しているので、それをたずねることで患者さんの心の変化もわかるからです。

　ベッドサイドに行く時に気をつけたいのは、ベッド周囲がどんなに汚れていても、勝手に片づけたり患者さんの物をさわったりしないことです。患者さんの物をさわる時は患者さんに了解を得てから、という倫理的配慮が必要です。

　6人床などの病室で他の患者さんがいる場合は、プライバシーの保護を考え、声のトーンを落とす配慮も必要です。

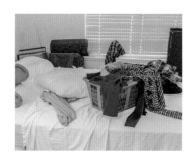

身体感覚を呼び戻すために、測定した数値を
言葉で伝え、皮膚に優しく触れよう

　幻覚妄想状態で入院してくる患者さんの中には、3日間ほど不眠が続いているのに「眠らなくても大丈夫です。調子がいいです」と言って、妄想の世界に入り込んでいる方もいます。そんな時は食事も摂らず、もちろんセルフケアができる状態ではありません。妄想や不安の中に思考や感情が取り込まれている状態では、普段なら気づくことができる空腹感や体の疲れなども感じられなくなっているからです（これを「身体感覚の喪失」と呼びます）。

　そういう時は、身体感覚を呼び戻すことを優先したケアが必要になります。体温測定をしたら、「お熱は36.5℃です。問題ないですね」のように、数値を言葉で伝え、身体感覚を意識できるように言葉を添えるとよいでしょう。また脈拍測定の際に患者さんの皮膚に優しく触れることも、身体感覚を呼び戻す大切なケアになります。患者さんが自分の身体感覚を意識できるように介入することは、精神科における重要なケアの1つです。

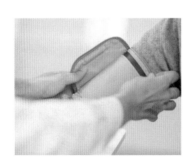

次の看護実践に活かせる記録を 書くよう意識しよう

　記録には、「経過一覧表」と「叙述的な記録」という2種類があります。「経過一覧表」は、毎日のバイタルサインや食事量などの基礎情報、定型の看護処置などを記載するものです。

　「叙述的な記録」は病院によって様式がさまざまです。「経時記録」「問題志向型のSOAP記録」「フォーカスチャーティング」などがありますが、どの様式であっても、観察した事実、患者さんの言った言葉、自分が実践したことをそのまま記載するのが基本です。

　記録は、実践した人が書くのが原則です。新人さんであっても自分で実践したことは自分で記録する必要があります。

　記録の目的は、次の看護実践に活かすことです。活かせる記録とは、患者さんの新たな一面がわかる情報や、実践した結果と患者さんの反応が具体的に書いてある記録です。そういった記録を見つけたら、それを書いた先輩の動きを見るとよいと思います。

　そのようにして毎日目的意識を持って観察し、記録を続けていくと、どこかで突然いろいろなことに気づき、視野が広がり、看護も記録も変わります。それを「機が熟す」と言います。

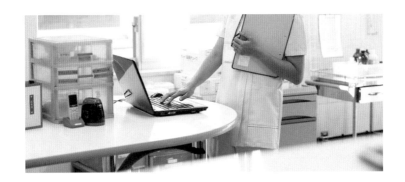

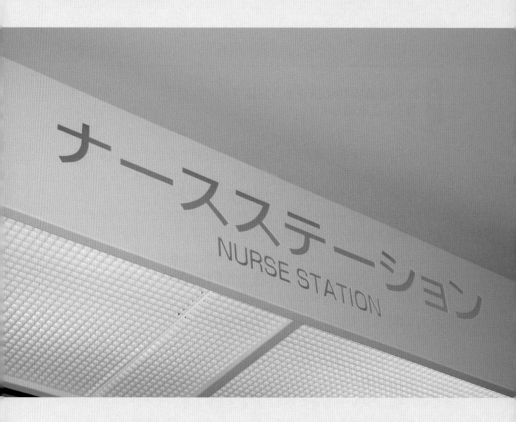

3週間目

まだとまどいながら働いているあなたへ

一生懸命に役割を果たすあなたの姿が いい影響を与えています

　1か月未満ではまだ緊張していると思いますが、それは悪いことではありません。新人さんが見せる仕事への姿勢は、ベテランスタッフにとっても、初心に戻って今の自分の行いを振り返るいい機会になっているのです。今は、役割の中で自分ができることを一生懸命するだけでも、十分チームに貢献しています。それで大丈夫です。

 患者さんから「内緒にしておいてね」と 言われた時の対応は

　新人さんに対しては患者さんも気を許すのか、「内緒にしておいてね」と言いつつ、他のスタッフの悪口や、秘密（本当は薬を飲んだふりをして吐き出していることなど）を話してくれることがあります。

　そんな話を患者さんから聞いた時の基本は、内緒にしないでスタッフ間で情報共有することを優先に考えて対応することです。そして次のように伝えてよいと思います。「教えていただきありがとうございました。内緒にしておきたいですが、上司から事実を記載するように言われているので、カルテには話された内容も、内緒にしておいてねと言われたこともそのまま書かせていただきます。ごめんなさい」。そもそもスタッフの悪口を言う患者さんは対人関係に課題がある方が多いので、こういった対応のほうが治療的なケアになります。ただし、例えば自分のおやつを看護師への感謝の気持ちで少し分けてくれた時など、治療的関係を超えた"人対人"としての関係の中での行為に対しては、そのことに感謝して、内緒にしておくくらいの心の余裕があってもよいと思います。それが精神科の魅力でもありますので。

「感情移入」を知って、
自分なりの吐き出し方を身につけておこう

　患者さんの語りを聴いていると、患者さんの不安や怒りなどが自分の心の器に流し込まれ、同じような感情が湧き起こります（これを「感情移入」と言います）。感情移入はとても有用な看護技術です。それにより患者さんを理解でき、関係が深まる可能性があるからです。

　でも、心の器が患者さんの感情でいっぱいになってしまうと、自分の心身に悪影響を及ぼします。患者さんの感情で心の器がいっぱいになる前に、患者さんと距離を取ったり、人に話すなどして、自分なりの吐き出し方を身につけておくとよいと思います。

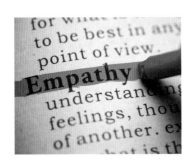

自分の心の器に流し込まれた感情を 患者さんのケアに活かそう

　感情移入が生じていた例を紹介します。

　不安障害で入院してきた患者さん。入院後、一度も病室から出られず、上の階の足音が気になるのでなんとかしてほしいという訴えを続けていました。それで上の階のスタッフと相談して足音が出ないように対応すると、次は隣の患者さんのいびきがうるさいからなんとかしてほしいと訴えるようになりました。そういった物音に対するさまざまな訴えが1か月以上毎日続き、スタッフはそのたびにさまざまなアドバイスなども伝えましたが、訴えは変わらず、だんだんとスタッフは患者さんに対応することに限界を感じるようになっていました。そしてついに物音の問題を解決してもうまくいかないと気づきました。

　スタッフが今後の対応について話し合った場で、スタッフみんなが今感じている感情は不安であり、それはその患者さんが感じている感情そのものであるということに気づきました。患者さんの不安がスタッフの心の器に流し込まれ、同じような感情が湧き起こっていたのです。

　そこで、対応は物音をなくすことを目指すのではなく、患者さんが自身の不安（感情）に気づけるようにしていく、ということで意思統一をしました。

　そのように対応を変えた結果、患者さんはスタッフに攻撃的になることが少なくなり、その代わりにどうして自分は物音に敏感で不安になるのかを考えるようになりました。最終的には、幼少時に2階にいる両親が大声で口論しているのを聞いて不安になっていた自分と今の状況が重なっていることに気づき、不安症状が改善していきました。

　このように、患者さんが困りごとを訴える時、表層はその内容を

3週間目

解決してほしいという表現を取っていますが、それを解消しても問題が解決しない時は、実は「自分のつらい感情に共感してほしい」と感じていることが多いと思います。ですので訴えに対して、患者さんの感情に焦点を当てて「不安があったのですね」とか「悔しいですね」などと伝えるとよいと思います。状況や相手に向かっていた感情が、実は自分自身の中にある感情であったと気づくことで、患者さんは一歩前に進むことができます。

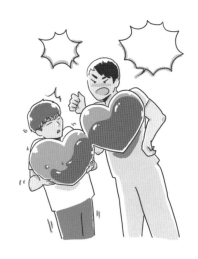

患者さんに入院生活での「困りごと」をたずねよう

　検温後に「今、入院生活で困っていることがありますか」と患者さんにたずねてみるとよいと思います。精神科看護の"肝"は、患者さんの困りごとを前に、患者さんと看護師が一緒に考えながら解決していく部分にあるのですから、そこに時間を費やしてよいのです。

　「今困っていること」を聞くことにはたくさんの意義があります。患者さんは、思考が過去や未来にとらわれてしまっている場合がありますが、「今困っていること」を聞くことで、「今」の現実の生活に目を向けることができ、症状と、困りごとを分けて考える機会となります。

　また、困りごとをわかってもらえたことで、患者さんは入院生活を送りやすくなるかもしれません。どうにも解決できないことであっても、看護師が一緒に悩む、そのこと自体がケアになっています。

　さらに、患者さんの考えや思いを聞くと、患者さんが考えている"問題"と、看護師が考えている"問題"にはズレがあることに気づけます。この時、精神科看護では、このズレを議論したり、自分の価値を押しつけたりしないほうがよいと思います。「なるほど、○○さんは今、△△という問題で困っていることがわかりました。教えてくださってありがとうございました」と伝えるとよいでしょう。専門職だからこそ、患者さんの価値を否定せず、それに合わせて看護していくことが大切です。

　精神科看護をするための最初の一歩は、患者さんに起こっている今の現象（症状や問題）を認め、保障することです。そしてできることから一緒に解決していく姿勢を持つことです。そのプロセスを通して、患者さんは孤立せずに、周りに頼りながら、社会で生きていく力をつけていくことができると私は思います。

**外部からの電話を受けた時の
対応の仕方を知っておきましょう**

　細かな点にはなりますが、新人さんがドキドキしてしまうであろう外部からの電話への対応について、どうすればよいのかをお伝えしておきます。

　電話応対は声の玄関であり、重要な業務の1つです。その応対しだいで、外部の人の病院や病棟への印象がらりと変わってしまいます。病院に限らず、社会人としての常識でもありますので、心得ておきましょう。

　応対の基本は、正しい姿勢、笑顔、はっきりした明るい声、メモと復唱確認、時間管理です。

　電話を受ける時のポイントとして、2コール以内で受話器を取った場合は、「はい、□□病棟看護師の○○です」と名乗ります。

　3コール以上で電話に出た場合は、頭に「お待たせしました」の一言を添えるとよいと思います。

　取り次ぎをする際は「保留」にしますが、30秒が限度と考え、それ以上時間がかかりそうならもう一度電話に出て、「折り返しかけます」と伝える対応がよいと思います。

　その際は、相手の電話番号と名前をメモし、復唱して相手に確認するのを忘れないようにしましょう。

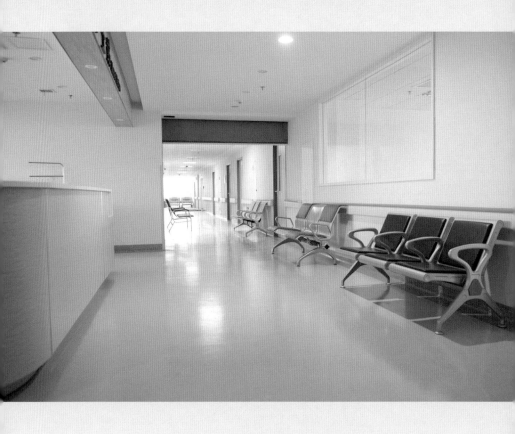

1か月目

日勤業務の流れが
なんとなくつかめてきたあなたへ

1日1人の患者さんをじっくり観察してみよう。
患者さんの行動の意味がわかるようになります

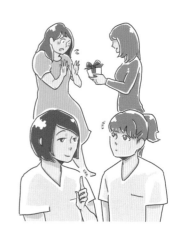

　業務の流れがつかめてきて、少し余裕ができたら、「今日はこの受持ち患者さん」と決め、その人の行動パターンを1日密に観察するとよいと思います。患者さんの心の中は見えませんが、行動は観ることができます。

　私が新人の時、先輩から「患者さんの中には、自分のことを話すのが苦手で、そもそも本音を話さない、話せない人が多い。だから言語的コミュニケーションによる情報より、客観的な観察による情報のほうが有用になることがあるよ」と教えられました。

　それからは、患者さん1人1人の24時間の生活パターンを知ることを目標に、時間があると1人の患者さんの行動パターンを1日ただ観察するということをしていました。すると不思議ですが、1年ほど観察を続けると1人1人の患者さんの行動の意味や価値、調子がいい時と悪い時の行動パターンなどがわかってきました。そして観察してきたことをカンファレンスで伝えると、周りのスタッフから「患者さんのことをすごく理解していてすごいね」と褒めてもらえ、嬉しかったことを思い出します。

　毎日の業務に流されなんとなく全体を観て過ごす1年と、1日1人の患者さんをじっくり観て過ごす1年では、患者さんを理解するという点で大きな差が出るでしょう。毎日密な観察をしていくと、経験や知識の少なさを超えて、誰よりも患者さんのことを理解できている自分に気づけますよ。

相談された時、患者さんは自分の中に答えを持っていることが多いです。相手の考えを聞こう

　日勤の流れがつかめてきた頃には、患者さんから治療に関してだけでなく、人生について、あるいは今後についてなど、いろいろな相談を受けるようになると思います。

　例えば患者さんから、「主治医が外泊を許可してくれないのですが、どうしたらよいでしょうか」などと相談を受けたら、「主治医が外泊を許可してくれないのですね。その理由を○○さんはどう考えているのですか」と聞き返すとよいと思います。それで患者さんが自分の考えを話し出したら、傾聴して、「そうですか。それでよいと思います」と伝えれば大丈夫です。もし患者さんが迷っていたら、「どうするといいですかねぇ……」と一緒に悩めばいいと思います。そのうち患者さんが自分で考えたり、本音を話してくれたりします。

　患者さんからどうしたらいいか相談された時は、患者さんは自分の中で答えを持っていると考え、「どう考えていますか」と聞き返して、患者さんが自分でどうするか決めたら、それを後押しして見守ってあげるとよいと思います。

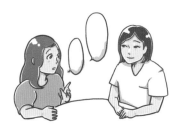

夜勤者からの申し送りを聞く時の姿勢を意識しましょう

　日勤の業務は、夜勤者からの申し送り（夜勤中にあった出来事の報告）をスタッフ全員で聞くことから始まります。日勤者は、申し送りを聞く姿勢や態度に配慮することが大切です。時々、壁にもたれたり腕を組んだりしながら聞いている人がいますが、それは相手に対して無関心や拒否のメッセージを表すことになるのでやらないほうがよいと思います。

　聞く姿勢は、耳からくるぶしまでが一直線になるように、目線はまっすぐにして顎を引き、肩の力を抜き、手は左手を前にして右手と重ね、指はまっすぐにして指と指の間は閉じるとよいと思います。申し送りを聞く姿勢や態度は仕事への姿勢につながっています。不思議ですが聞く姿勢を見るだけで、その人がどのように仕事をこなすかも見えてきます。周りもそのように評価します。仕事初めに自分の聴く姿勢や態度を意識できると、いい仕事につながると思います。

　申し送り時、それぞれのスタッフの立ち位置はだいたいいつも決まっています。申し送り者の後ろで一歩引いて聴くスタッフや、正面で聴くスタッフなどいろいろですが、私はスタッフの立ち位置はその集団の関係性を表しているなと思いながらいつも見ています。立ち位置に良い悪いはありませんが、申し送りを聞くこともコミュニケーションなので、少なくとも申し送り者の顔が見える位置に立って聞けるとよいと思います。

　理想的な全体の位置（関係性）としては、管理者は一歩引いて全体が見える位置にいて、スタッフは申し送り者を中心に机の周りに全員が集まり、すべてのスタッフが申し送り者の顔を見られる位置にいることだと私は思います。

　立ち位置が集団の関係性も表しているという観点を持つと、患者

さん同士の関係性を知ることにも役立ちます。1人1人の立ち位置
を客観的に観察してみるのも面白いですよ。

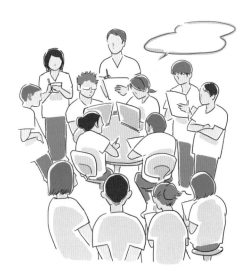

仕事が終わったら、 仕事のことは忘れる練習をしよう

　仕事が終わったら、「終わったー」と声に出し、自分で自分をよくやったねと褒め、定時で帰りましょう。仕事が終わったら仕事のことは忘れ、プライベートの時間を楽しみます。

　なぜこんなことをわざわざお伝えするかというと、これは私自身の経験でもありますが、入職して1か月くらいが経つと、そろそろ患者さん1人1人との関係性が濃くなってきて、さまざまに心揺さぶられることも増え、仕事が終わっても気持ちが離れられないことが増えるからです。

　精神科に限らず、看護師には家に帰ってからも患者さんのことを考えたり、自分が業務で言われたこと、やってしまった失敗などを思い出したりして気が休まらない人が多くいます。そうすると気持ちが仕事から離れられず、だんだんと仕事がつらくなってきてしまいます。特によくないのは、寝る前になってあれこれ考えて眠れないからと、お酒の力を借りてまぎらわそうとし、深酒になることです。この方法は長い目で見ると身体にダメージが来ますし、余計にあれこれ考えてしまうのでお勧めできません。

　忘れることも能力なので練習すればできるようになります。寝る前は良かったことだけを考えて眠りにつくようにすると脳の働きは上がります。今日1日のちょっとした良かったこと、例えば天気が良かったとか、イケメンとすれ違えたとか、そんなことだけを思い浮かべて布団に入ってみてください。それを毎日続けることで、睡眠の質が上がり、疲れが取れ、仕事をする力が湧き起こりますよ。ON、OFFの切り替えができるようになることで、仕事時間は仕事に集中でき、いいパフォーマンスが実現できると私は思います。

自分の成長がよい看護につながるのが精神科。
報酬はそのような意識を持って使おう

　「報酬は、自分の能力を提供して支払われているのだから、自分の好き勝手に使っていい」という考え方はしないほうがよいと思います。また、新人のうちから報酬を使わず、ただ貯め込むだけもしないほうがよいと思います。

　報酬は、単に能力を提供して支払われているだけでなく、明日からまたいい仕事をしてもらうために、仕事以外の時間に対しても支払われています。そのことに気づけると、報酬をもらえることに感謝でき、自分の成長のために積極的に自分のやりたいことや興味あることに費やすことができます。

　精神科看護は、患者さんとの関係性を通して行われるので、どんな経験や人との出会いもすべて仕事に活かすことができます。働くことで報酬を得て、その報酬で自分のやりたいことや興味があることをして、その経験をまた仕事に還元する。こういった良い循環を作ることで、自分の成長につなげられると私は思います。

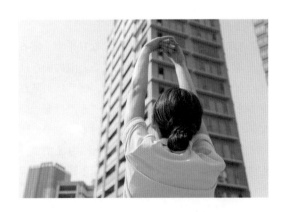

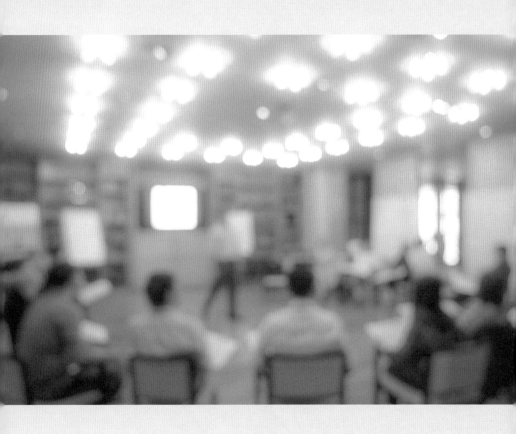

2か月目

周りの状況がさらに見えてきたあなたへ

"病棟の鍵"は、患者さんの人権侵害に なっていることを考えつつ丁寧に取り扱おう

 OK?

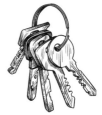

　精神科病院に入職して2か月。最初は毎回鍵を使わなければ開かないドアに驚いたと思いますが、そろそろそれにも慣れてきた頃かもしれませんね。ここで精神科における「鍵」の意味をもう一度押さえておきましょう。

　精神科では、ドアに鍵がかけられている病棟が多く、患者さんは自由に外に出ることができません。一方のスタッフは、鍵を持っていて自由に出入りできます。鍵については、使い方を覚えるだけではなく、その意味をよくよく考え、丁寧に扱うことが大切です。鍵には次の3つの側面があります。

　1つ目は、患者さんの人権侵害の象徴になっているという側面です。鍵を持っているだけで患者さんと対等にはなれません。鍵を扱う時、患者さんが鍵をどう思っているかを考え、患者さんに見せびらかすようなことはしないで、ドアの開閉をする時も静かにするなどの配慮が必要です。

　2つ目は、患者さんの安全を守っているという側面です。鍵の使い方を知って、ドアを閉めたら、閉まっているかを確認することが大切です。

　3つ目は、あなたに自己管理が委ねられているという側面です。失くさないように責任を持って管理しましょう。もしも失くしたらすぐに上司に報告することが大切です。

　鍵を持っていることを当たり前にしないで、鍵が患者さんの人権侵害になっているという倫理的ジレンマを持ちつつ働きましょう。そしてどうしたら鍵がない環境を提供できるかを考えたいものです。

セルフケア（清潔、整容、着替え、排泄、食事など）
の援助を優先的に行おう

　セルフケアとは、自分で自分のケアをすることです。精神科入院中の患者さんの多くに、症状や生活パターンのこだわりなどによるセルフケアの課題があると思います。セルフケアができるようになれば退院は近いです。心という見えないものを扱う精神科だからこそ、生活過程を整えるという看護の基本に立ち返りましょう。

　そのためには患者さんの行動を観察して、目に見えるもの（清潔、整容、着替え、排泄、食事など）のセルフケアへの援助を優先に看護をしていくとよいでしょう。援助の原則は、できるところはしてもらい、できないところは、できない理由や考えを知り、それを認め、無理せず患者さんと一緒に少しずつ進んでいくことです。

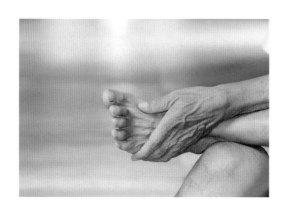

患者さんとのコミュニケーション。
本来はマスクを外して対応したいものです

　新型コロナウイルス感染症が蔓延している昨今では、マスクをつけたままコミュニケーションを取ることがマナーとなっていますが、新型コロナが治まったならばマスクを取って対応したいものです。

　マスクをつけたままコミュニケーションするのは無言の拒否のメッセージを相手に伝えていることになるからです。相手からすれば表情が読み取れず、不安を感じます。精神科では、笑顔は最高の治療です。患者さんにはいつも笑顔を見せて対応したいですね。

　マスクをしていると自分の顔を隠せるので、相手と向かい合った時に自分は安心感を持つかもしれませんし、逆にいざマスクを外す時には抵抗があるかもしれません。でも、看護は相手との関係性の中で行われる仕事なので、マスクを外してコミュニケーションを取ったほうがよいと私は思います。

　ただし、自分の体調が悪い時は例外です。患者さんへの感染予防を優先し、マスクをして、患者さんにはマスクをしていることの了解を得て対応しましょう。

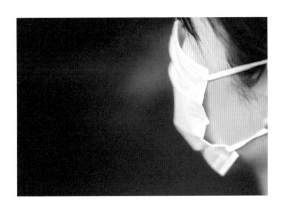

ナースステーションの環境を整えよう

　看護の基本は環境整備だと思います。患者さんの病室や病棟の環境整備はもちろんですが、自分が働いているナースステーションの中が整理整頓されているかどうかに関心を持つとよいと思います。ナースステーションの中が整理整頓されていないのに、その他の環境整備はできません。

　スタッフが患者さんを観察する以上に、患者さんはナースステーションの状況やそこにいるスタッフを観察しています。患者さんの役割モデルとしても、ナースステーションの中の整理整頓に気配りができるとよいでしょう。新人さんが最初にできることとして、まずはボールペンやセロテープなど、使った物品をすぐに元に戻すようにしてみましょう。

 ## 自分がすごいと思った先輩の動きを真似よう

　最初は覚えることばかりで大変だと思いますが、少し周りの先輩の動きが見えてきたら、自分がこんな人になってみたいと思える先

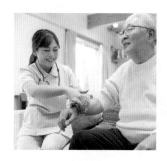

輩を1人見つけ、その先輩の動きを真似てみましょう。「真似る」は「学ぶ」です。なりたい自分を持ち、なりたい自分に近づいていることに気づくと、仕事を続けていける自信がついてくると思いますよ。

**自分の価値観を大切にしつつ、
他者の価値観も否定しないようにしよう**

　仕事を覚えることに精一杯な時期を乗り越え、2か月目となって
少し周りの状況が見えてくると、病院内の状況や看護のあり方に疑
問やモヤモヤ感が湧き起こってくることがあると思います。そうし
た違和感を持った時は、自分の価値観に気づくチャンスです。

　私が新人の頃、尊敬できる先輩がいて、最初はその先輩の真似を
して、その先輩のようになりたいと思って仕事をしていました。し
かし何年か経ち、私にも知識や経験、他の人とのかかわりが増える
につれ、その先輩の考えに共感できるところはもちろんあるけれど、
「それってどうなんだろう」と違和感を覚えることも出てきました。
今でもその先輩のことは尊敬していますが、先輩の考えが100％正
しいわけではないと気づき、違和感を持てるようになったことに、
自分も1人の看護師として成長したなと実感できた時期がありまし
た。

　相手のどんな行動や言葉に違和感を持ったのか、そして自分だっ
たらどうしたいのかを考えてみる。するとその中に自分の価値観が
潜んでいます。それに気づいたら、それを大切にしましょう。ただ
し、自分と他者の価値観が違っていても、それはそれとして認める
ことが大切です。

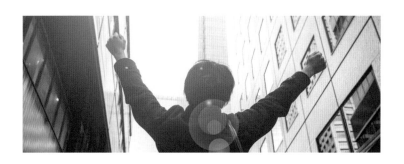

心持ち **仕事でモヤモヤした時は、
看護以外の本を読んでみよう**

　仕事でモヤモヤした時は、1人で考え込まずに、自分の気に入っている本を読み返したり、書店に行っていろいろなジャンルの本に目を通したりするとよいと思います。本には、今起こっている状況や自分がどこでモヤモヤしているかに気づかせてくれる力があるからです。本を通して、今起こっている状況や自分自身を客観的に観察できると、また新たな気持ちで仕事ができると思いますよ。

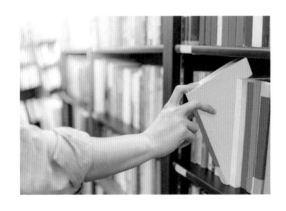

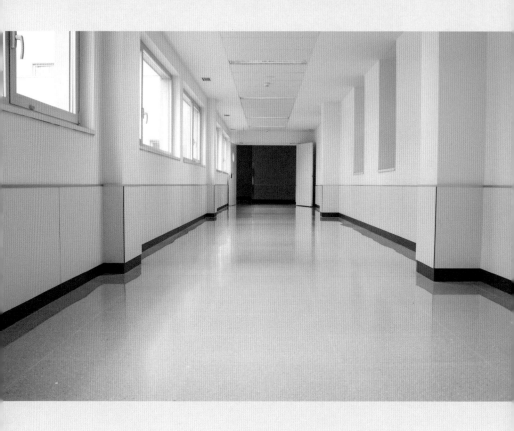

3か月目

仕事に慣れを感じ始めたあなたへ

心持ち **悩まなくなったら危険。**
毎日の業務を当たり前と思わず、
患者さんの反応を見て振り返りを続けよう

　毎日の業務をこなせるようになると、そのうち慣れが生じ、業務をうまく回すことを優先に考えがちになります。慣れてきた時こそ、毎日の当たり前に流されないで、今行っている1つ1つの業務の流れやスタッフの動きについて、これでいいのかと疑う姿勢が持てるとよいと思います。もし気づきや疑問が湧いたら、それを大切にして自分で考えてみましょう。答えが出なくても、考えた先に、あなたにとっての価値ある仕事が見えてきます。

　大切なのは、自分が看護を実践した後の患者さんの反応を見ることです。患者さんにとってどうだったのかを振り返り、次からの実践に活かしていくことです。毎日の看護に悩み、迷いながら実践して、患者さんを通して看護のあり方を教えてもらう。精神科看護は結局その繰り返ししかないと思います。毎日の看護を「当たり前」に感じ、悩まなくなってしまったら、そのほうが危険です。

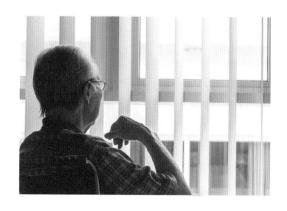

勇気を持って自分の気づきや疑問を スタッフに伝えよう

　私が認知症治療病棟に異動した時、そこはスタッフ1人で5～6人の患者さんの食事介助が必要、という環境でした。時間的な効率が優先され、当たり前のように米飯と副食を1つの容器に混ぜて食事介助をしていました。さらに米飯に定期薬を混ぜて与薬をしていました。

　それは倫理的にどうなのかと私は思いましたが、誰にも伝えられずにいました。そんな時、新卒で入職してきた新人さんが私にボソッと言ったのです。「患者さんは、米飯と副食を別々に食べられたら嬉しいですよね」と。

　そう言われ、モヤモヤしながら食事介助をしていた自分に恥ずかしさを覚えました。そこで勇気を出して、スタッフミーティングで食事介助のあり方について議題を出し、スタッフ間で話し合いをしました。すると半分以上のスタッフが、この食事介助や与薬の仕方にモヤモヤした気持ちがあると発言したのです。そのミーティング以降、食事介助では時間がかかっても米飯と副食を混ぜることはしなくなりました。そして与薬は食事が終了してから行うようになりました。

　自分の気づきや疑問をスタッフに伝えるには勇気が必要です。勇気を育むため、まずは自分の考えを話せる人を1人見つけましょう。その人は、あなたの考えを黙って聴いてくれて、あなたの考えはあなたの考えとして認めることができ、自分の考えは自分の考えとして率直に伝えてくれるような人がいいですね。

　看護には答えがないのではなくて、答えが1つとは限らないのです。そのことに気づき、いつか勇気を持って自分の気づきや疑問を他のスタッフにも伝えられるようになるとよいと思います。

迷った時は、倫理に戻って考えよう

　看護に迷った時、最後に立ち返る場所は倫理です。倫理とは人を大切に考え、今行っている看護がこれでいいのかどうかと悩み、考える先にあるものです。

　毎日の業務に流され、問題なく進んでいると、間違っていることにさえ気づけなくなります。迷ったら倫理に戻りましょう。その繰り返しが、間違えずに正しい方向に進む道です。仕事をしていく時、誰が正しいかを考えるのではなく、何が正しいかを考えられる自分でいられるとよいと思います。

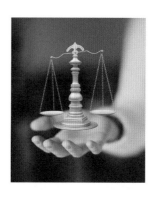

患者さんのプライバシーに配慮しよう。 そしてあなたのプライバシーも大切に

　プライバシーとは、自分の情報を自分で管理できることです。自分の知らないところで自分の情報が洩れるのはプライバシーの侵害です。

　病院という場では、医療者間で患者さんの重要な個人情報を共有しますので、医療や看護は患者さんのプライバシーの侵害を前提に行われていることになります。そのことを肝に銘じ、仕事をする中でどれだけ患者さんのプライバシーに配慮できるかが重要です。

　特に病院職員には守秘義務があり、自分が知り得た患者さんの情報は誰にも話さないようにするモラルが求められます。1人1人がモラルを持ち、スタッフ同士でも患者さんに対してもプライバシーに配慮して仕事ができるようになりましょう。

　また、あなた自身の個人情報に関しても、職場では仕事を通して良好な人間関係を築ければよいのですから、仕事に関係のない自分の情報を人に話す必要はないと思います。自分のプライバシーを大切にできて、初めて他人のプライバシーも大切にできます。

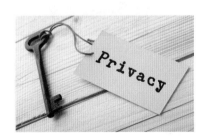

「ちょっと待って」ではなく「5分待っていただけますか」と伝えよう

　業務の煩雑さゆえに、患者さんからの訴えに対してつい「ちょっと待って」と返してしまうことってないでしょうか。でもその言葉は、患者さんにとってはいつまで待てばいいのかわからない、不安や怒りにつながる言葉です。そんな時は、例えば「5分待っていただけますか」のように、待ち時間を具体的に伝えるようにすると、患者さんの安心、納得につながるのでよいと思います。

ナースステーションのカウンターの窓はいつでも少し開けておこう

　ナースステーションのカウンターの窓は、患者さんと看護師のコミュニケーションの境界線で、両者の関係性を象徴しています。

　窓を閉めている時は、看護師側の拒否のメッセージを伝えています。敏感な患者さんは、ナースステーションまで来ても、あと一歩が踏み出せず立ちすくんでいます。いつでも窓を開けておくと、「いつでもどうぞ」というメッセージを伝えられます。これで患者さんは勇気を出して境界線を飛び越え、看護師に相談に来られるようになります。

　ただし、ナースステーション内で個人情報について話をする時は、プライバシー保護を考えて窓を閉めておきましょう。

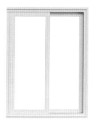

ケア技術 **患者さんがナースステーションに来たら すぐに対応しよう**

　患者さんがナースステーションに来た時、あなたはどのように対応しますか。すぐに対応する看護師、少し様子を見てから対応する看護師、誰かが対応するだろうとほとんど動かない看護師などさまざまです。どの看護師がどういった対応をするかは、新人、ベテランに関係なく、大体決まっています。それは、その看護師が何を優先しているのかという価値観で決まるようです。

　ただ1つ確実に言えるのは、患者さんは、新人でもベテランでも、すぐに対応してくれる看護師を選び、信頼して自分の思いを伝えるということです。看護は患者さんに信頼されることを前提に行われるものなので、患者さんがナースステーションに来た時は、何よりも優先してすぐに対応できるとよいと私は思います。

　少なくとも看護師側の都合（申し送り中であるとか会議中であるとか）によって、患者さんに「後で対応します」と言うようなことはなしにしたいものです。

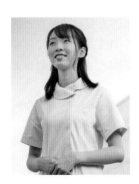

3か月目

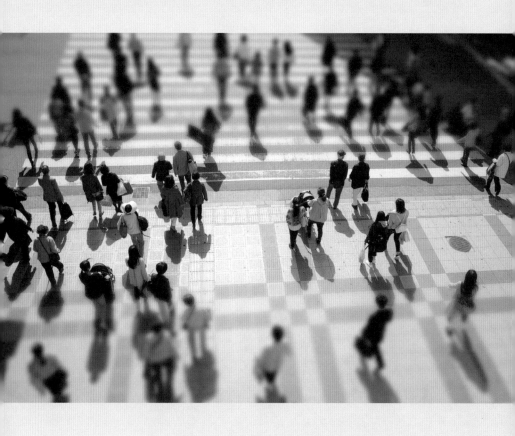

4か月目

精神科をもっと学びたくなってきたあなたへ

精神科の勉強は、
患者さんとのかかわりを通して学ぶことから

　他科での看護経験はあるけれど精神科で働くのは初めて、という人から、「最初に何を勉強したらいいですか」とたずねられることがあります。精神科では、自分を知り、人を理解していくプロセスがどこまでいってもケアにつながっていると私は思います。精神科は「こうすればこうなる、という答えがない」とよく言われますが、そうではなく、患者さんの数だけ答えや選択肢があるということです。

　ですのでこの質問をされた時、私は「まずは患者さんから学ぶといいと思います」と伝えています。精神科で働く時に、やみくもに精神疾患や精神科看護の本を読んで知識を得ても、先入観が入ってしまい、1人の人として存在している患者さんを捉えにくくなることがあるからです。精神科での最高の教科書は患者さんです。患者さんとの1つ1つのかかわりを通して学ぶことに集中してみるとよいと思います。

　気になる患者さんができたら、これまでの人生（生き様）を聞いてみましょう。そして初診からのカルテを読んで、「その人の生きにくさは何だろう」と考えることから始めましょう。興味や疑問が湧いた時がチャンスです。患者さんの人生や疾患、薬、ケアについて調べたり、関連の本を読んだりして知識を蓄えていくとよいと思います。患者さんから学び、知識によって今自分がやっていることの意味を裏づけし、また患者さんから学ぶ。結局この繰り返ししかないように私は思います。

　このように学び続けていくと、入院してきた患者さんに対しても、カルテにさっと目を通して、患者さんと少し話をすれば、なんとなく「こんな感じの人」で「ケアのポイントはここかな」とわかるようになる時がやってきます。

4か月目

精神科患者さんを見立てる時の5つの観点

　私は、初めて出会う患者さんへのおおよその見立ては、カルテに5分程度目を通して、患者さんと10分程度話をして、その表情、態度、言動、話す内容を観察して行います。

　そして見立てはいつも次の5点から行っています。

1点目——医師の診断です。診断から今の患者さんの症状がわかるからです。

2点目——処方内容です。医師がどのような処方をしているかで患者さんの症状やその程度がわかるからです。

3点目——自閉症スペクトラムの特性の強さや精神遅滞の有無、程度など、患者さんの持って生まれた特性です。それは患者さんとの面接場面を通した観察でわかります。精神科に入院してくる患者さんの8割以上には、主診断の症状による反応に加え、自閉症スペクトラムの特性の強さや精神遅滞による反応があると私は考えています。そしてそのことに気づけると、患者さんへのケアのあり方がいろいろわかってきます。

4点目——生育歴や家族関係のあり方です。特に家族からの虐待の有無は重要で、それは患者さんの今の精神機能や生活機能に大きく影響しているからです。

5点目——身体アセスメントを基にした慢性疾患の有無やその程度、検査データ、栄養状態などです。身体的問題が理由で精神機能が落ちていることが往々にしてあるからです。

　患者さんが示す現在の反応に対して、一側面からではなく、多角的な情報から見立てができるようになると、精神科で働くことのおもしろさに魅了され、学習意欲がさらに高まると思います。

妄想は個性。
妄想があることが問題なわけではありません

　患者さんが非現実的と思われる内容を話してくれた時、こちらはどのように対応すればよいでしょう。まずは「○○さんは、そう考えているのですね」のように答えるとよいと思います。

　妄想は、現実でないことに対して患者さんが主観的には確信を持っている状態です。ケアする側にとっては考えに同意できないように感じても、患者さんにとっては事実なのですから、それを認めることがスタートです。

　それから、妄想が患者さんの生活にどう影響しているのかを見て、生活に支障があるようならどうしたらいいかを一緒に考えていけるとよいと思います。

　ある意味、妄想は個性です。妄想があることが問題なわけではないのです。患者さんに妄想があっても、妄想を個性の1つとして取り込み、患者さんが自分らしく生きていくことができているのであれば、それはそれで問題ないのです。

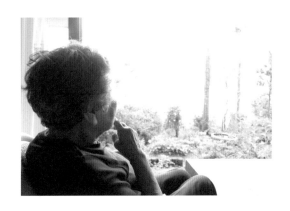

4か月目

患者さんの感じていることを知り、認め、それに沿ったケアをしよう

　以前、片足を切断している患者さんが、ない足を指さして「足が痛い」と連日訴えてくることがありました。当時、私は足がないのにどうして痛いのだろうと疑問を感じながら、他のスタッフと同じように医師の指示である頓服薬を漫然と渡していました。

　ある時、いつものように「足が痛い」と訴えてきた患者さんに、先輩看護師が、「ここが痛いんですね」と、ない足の部分を優しくさすっていました。患者さんは「ありがとう、少し楽になりました」と答え、不思議ですがそれから足の痛みの訴えがピタリとなくなりました。

　ケアする時、患者さんの訴えが現実的でなく、一般的に考えて疑問な内容であったとしても、まずは今患者さんが何をどう感じて生きているのか（主観）を知り、認めることが大切なのだと、そのケースから学びました。

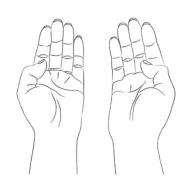

看護師側の主観で調子の良し悪しを判断している時は注意しよう

　患者さんの調子を良い、悪いと判断している時、自分が患者さんの何を観てそう判断しているのか振り返り、患者さんの主観が置き去りにされていないかを考えてみましょう。こちらの主観だけで判断していると、偏見につながったり、一方通行的なケアになったりすることがあるので要注意です。

　ある時、認知症の患者さんについての申し送りで、「ドアを連打して家に帰りたいと訴え続け、調子が悪かったです」と看護師が言いました。この場合、「調子が悪かったです」という部分は看護師の主観ですが、このような申し送りを聞いたら皆さんはどう思いますか。実際、この申し送りを聞いた新人さんが、調子が悪いと判断して、すぐに不穏時の使用指示があった頓服（臨時薬のことです）を与薬していました。

　私であれば、認知症の患者さんが家に帰りたいと思うのは自然な反応だと考え、すぐには頓服を与薬せず、まずはその気持ちを受け止める対応をすると思います。

　このように、申し送りやケアをする時は、自分の主観で調子の良し悪しを判断していないかを考えられる自分でいられるとよいと思います。

ケア技術 医師の診断は、患者さんを見立てる１つの情報。
看護には別の見立てが必要です

　統合失調症やうつ病などの医学的診断には、共通の診断基準があり、チェックリストもあります。そのため症状が違えば、入院するたびに診断も変わってきます。また向精神薬を使う目的で、診療報酬上の理由でとりあえず診断をつけることもあります。

　あまり感心できないのは、看護師でありながら、医師の診断である「統合失調症」「うつ病」などを、その患者さんを見立てる手段にしてしまうことです。それをした瞬間に、患者さんに起きている個別の現象を捉えにくくなります。看護は、患者さんの言動を観察して、実際にかかわる中で、医学的診断を超えたところにある見立てができるとよいと思います。

　ここでそのことを学んだエピソードを紹介します。

　女性、Ａさん、20代後半。診断は統合失調症。夫と１歳と３歳の子どもとの４人家族。両親とは疎遠。今回、Ａさんが道路を素足で歩いているところを通行人に通報され、警察官と夫と共に精神科を受診しました。医師は幻覚妄想状態で治療が必要と判断して、夫の同意で初回医療保護入院になりました。入院時、Ａさんは発語がなく、夫からはこの１か月間、夜間不眠で独り言が多く、家事や育児をしなくなっていたとの情報を得ました。

　この時点で、私は患者さんを統合失調症だと決めつけていました。そのため、入院して３日間は幻覚妄想などの症状はなく、日常生活は自立していて、コミュニケーションも問題なく取れていましたが、統合失調症という見立ては変えていませんでした。

　しかし入院して１週間後に、両親から次の情報を得ました。Ａさんは18歳で家を飛び出し水商売で生計を立て、現夫との間に子どもができ20歳になってすぐに結婚。結婚後、夫はほとんど家に帰らず、Ａさんは１人で自分の貯金を切り崩して２人の子どもを育て

ていた。そしてこの半年間は貯金も底を尽き、子どもに食事を与えるために両親にお米や野菜などを送ってほしいと無心していたと。

　そこでAさんに確認すると、「私には子どもはいません。1人でアパートに住んでいます。入院時に連れ添ってくれた男性は見ず知らずの優しいおじさんです」と答え、よくよく聞くと実は自分の名前も覚えていないことがわかりました。

　この時点で初めてAさんは統合失調症ではなく、解離性障害（強いストレスにより出来事の記憶がなくなる症状）だとわかりました。そう考えると、入院前からこれまでのAさんの一連の反応の意味が、パズルがピッタリはまるようにつながったのです。

　それからは、治療方針も看護の方向性も変わりました。最終的には生活保護を受給する手続きを取り、独居生活をするためのアパートを探し、退院されました。

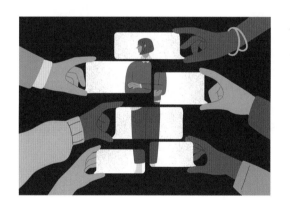

4か月目

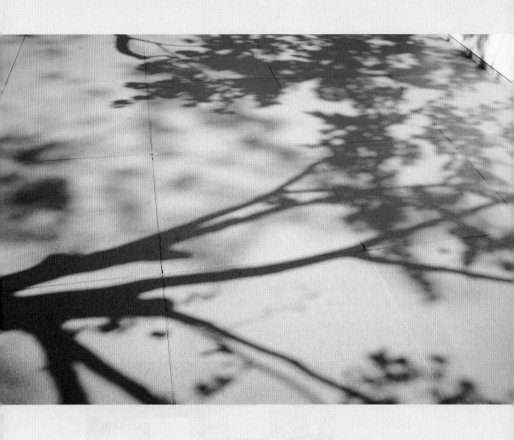

5か月目

相手の身になって考えられるあなたへ

患者さんが語れない時は、沈黙のコミュニケーションを使おう

　うつ病の診断で入院してきた患者さん。病室に閉じこもり、検温で訪室して話しかけても言葉が返ってきません。そこで「今は何もできなくてもいいんですよ。そういった時間も回復には必要ですからね。そして治りたい気持ちさえあれば必ずまた元気になれますからね」とだけ伝え、そのまま隣で座っていると、黙ってうなずき涙を流していました。それから1か月ほどして少し元気になった患者さんから「あの時、何もできなくてもいいと言われた言葉で、私なんかでも、ここにいていいんだと思えて心が救われました。本当にありがとうございました」と感謝を伝えてくれました。

　沈黙には、反抗、虚しさ、怒り、不安、熟考などいろいろな意味があります。精神科看護では、患者さんが語れなくても、暗い雰囲気や思い詰めた表情、硬く結んだ口などから、患者さんの沈黙の意味を読み取り、語り出せるまで黙って待つ、沈黙のコミュニケーションが求められます。特にPTSD（心的外傷後ストレス障害）の症状が出ている患者さんには沈黙のコミュニケーションが必要です。看護師からたずねて語ってもらおうとすると、より症状が重くなることがあるからです。沈黙のコミュニケーションは、時に言葉を使う以上のコミュニケーションになり、患者さんに信頼と安心を与えます。

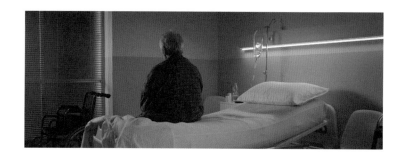

患者さんの状況や思いを汲み取った言葉を添えよう

　患者さんが退院する時、私は「とりあえずおめでとうございます。お大事に」と、最初に「とりあえず」という言葉を添えるようにしています。なぜかというと、患者さんにとって退院は1つの通過点である、ということや、また入院を選択肢の1つとして考えても大丈夫ですよ、というメッセージを伝えたいからです。

　患者さんが外に出かける時は、「行ってらっしゃい」の後に「帰ってこられるのを待ってますからね」という言葉を添えるようになりました。それは以前、患者さんが外出先で自殺して、帰ってこられないことがあったからです。

　隔離処遇になって保護室に入室してもらう時は、最初に「残念ながら」という言葉を添えるようにしています。それが患者さんの気持ちを汲み取り、自ら決断して保護室に入ってもらう後押しになると考えているからです。

　経験を通して、患者さんの状況や思いを汲み取った一言が自然に添えられるようになるとよいと思います。

患者さんの価値観や望みを知ると、看護が変わります

退院した患者さんから、「僕は退院した時、素直に喜べませんでした。僕が入院したのは、また働けるようになりたかったからです。病気が治ったと言えるのは、僕がまた社会に役立つ存在になった時です」と患者さんの価値観や望みを教えてもらいました。

この患者さんにとって入院は、単に症状改善や健康を取り戻すだけではなく、また社会で役立つ存在になるための通過点であったのでした。

そのような患者さんの思いを知っておくと、看護が変わります。看護でできることは、患者さんが自分の価値観や望みに気づき、それを実現できるように支援することです。

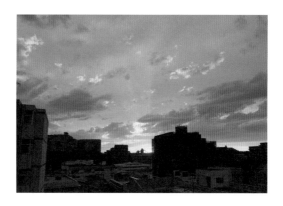

入院によって回復する理由3点を知ってケアしよう

　患者さんが入院によって回復する大きな理由は3点あると私は考えています。

1点目——ストレスフルな環境から離れることです。入院してすぐに落ち着かれる患者さんがいますが、それはストレスフルな環境から離れたことが大きいと思います。

2点目——栄養を考えた食事が提供されることです。栄養は脳と密接に関係しています。入院してくる患者さんのほとんどは食事が不規則な生活を送っています。脳が働く程度に栄養を摂取できて初めて薬物療法や精神療法が有効になります。

3点目——安心安全な寝床があることです。住環境も、患者さんの回復にはとても大切です。

　このことに気づくと、患者さんの回復には入院という環境が大きな手助けとなっていることがわかります。

　そして看護師自身も、患者さんにとって重要な人的環境です。自分たちが患者さんにとって、少なくとも「無害の存在」と思われる程度に「居る」ことそのものが、重要なケアになっていることに気づけるとよいと思います。

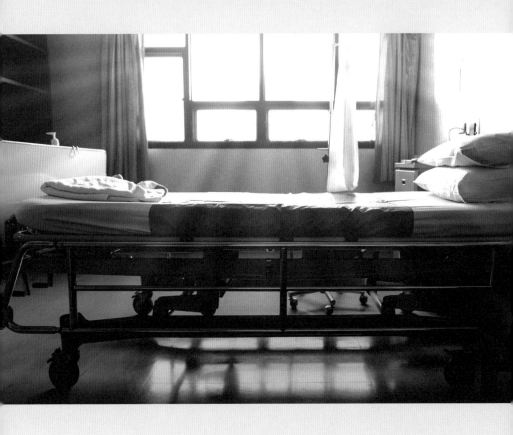

6か月目

夜勤や入院患者さんへの対応が
始まったあなたへ

初めての夜勤。
「患者さんが生きていれば御の字」と考えよう

夜勤に初めて入る時は、勤務時間の長さや勤務者の少なさから、何かあったらどうしようなどと不安でいっぱいになると思いますが、まずはやるしかないと覚悟を決めましょう。それで少し落ち着きます。急変時などの応援の呼び方を再確認して、何かあったら助けを借りればよいと考えましょう。1人では誰も何もできません。とりあえず応援を呼べればなんとかなります。

そして、勤務者が2人しかいないから患者さん全員を把握するのは無理だと思うのではなくて、2人しかいないのだから、夜勤終了まで患者さんが生きていれば御の字、命があることが最優先、と考えて腹をくくりましょう。少なくとも私はそう思って夜勤をしています。

夜中に起きていなければならず、疲れるので、手を抜けるところと手を抜けないところを知って、多少のことは気にしない大胆さも必要です。「あなたならできる」と思って管理者は夜勤業務を委ねたのですから、「私はできる」「なんとかなる」と自分で思い込みましょう。これぐらいで乗り切れると思います。

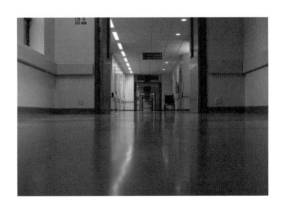

夜勤に入ったら
急変の可能性のある患者さんを頭に入れよう

　申し送りを聞いたら、急変の可能性のある患者さんを頭の中でピックアップしておくとよいと思います。ピックアップする基準は、食事や水分が摂れていない、高熱がある、高齢で高血圧などの合併症がある、慢性的な多飲がある、そして隔離や拘束処遇となっている患者さんなどです。最初から予測していれば密に観察できますし、実際に急変が起こってもパニックにならずにすむからです。

　それから担当の患者さんの病室をラウンドして患者さんの顔を見ながら、「夜勤なのでお願いします」と挨拶しましょう。挨拶に回りながら、病棟全体の雰囲気を把握し、全体がざわざわしている時は自分にも気持ちが伝染して事故やミスにつながりやすいので、いつも以上に焦らず1つ1つの業務を丁寧にこなしていく意識を持つことが大切です。

　夜は長いですから、特に与薬については、どれだけ時間をかけても確実に行うことを意識するとよいと思います。ペアとの連携も大切です。コミュニケーション不足でミスをしないように、自分がしたことは常に相手に報告しましょう。食事、与薬が終わり、患者さんが眠ったら、患者さんが起きないように音や光に配慮して、1人1人の患者さんが息をしているかを観察しましょう。

　朝を迎えたらホッとしたくなりますが、それでミスや異常の早期発見ができないこともあるので、もう一度気を引き締めて食事の提供、与薬をしましょう。

　最後に、日勤者が気持ちよく仕事に入れるように、休憩室や机の上を整理整頓しておきましょう。業務が終わったら、患者さんがみんな生きていたから最高の夜勤だったと自己満足に満たされながら帰りましょう。

入院時の基礎情報を収集する時に 心がけるべきこと

　半年が過ぎると、そろそろ入院時の患者さんへの対応を学ぶ頃に入りましたね。

　入院時、患者さんは疲れ切っている上に、これまでと全く違う場所で生活していくことに不安を高め、敏感になっています。入院初日の対応は、第一印象を大切に、落ち着いた態度、少しスローテンポな優しい口調、丁寧な言葉遣いをし、少なくとも看護師の対応で不安を高めないことが重要です。

　出会ったら、まずは自己紹介と挨拶をします。場所は、プライバシーに配慮した静かな所を選びます。患者さんと家族が同席すると、双方に言い分があるので、別々に話が聞けるとよいと思います。

　基礎情報を収集するために話を聞かせていただくにあたっては、患者さんや家族に向けて、守秘義務を守ること、ケアをしていくために必要な情報を教えてほしいことを説明し、了解を得てから行うようにします。

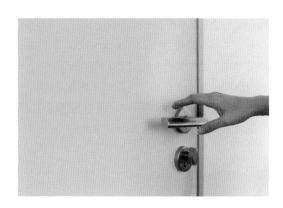

話は手短かに。 「ケアの方向性を決める」目的だけの 情報収集にとどめます

　入院時基礎情報の目的は、「当面のケアの方向性を決める」こと です。

　その目的のためにどうしても必要な情報は、「入院に至った経過 （入院理由）」と、「患者さんと家族それぞれが何に困っているか」、 「これから入院生活でどうしていきたいか」という主観的情報です。

　これらの情報を話してもらう時は、口をはさまずに丁寧に聴くこ とが大切です。丁寧に聴くことで患者さんや家族は、聴取者に信頼 を寄せて、自分たちの思いや考えを率直に話すことができます。な お、話している時にあなたが感じた相手の話し方や態度、外観の印 象なども、重要な客観的情報になります。

　基礎情報項目（身体、心理、社会面や生活行動面）については、ケア の方向性と照らし合わせて、とりあえず今必要と考えられる項目に 絞って取るようにしましょう。

　以前、新人さんが、基礎情報用紙のすべての項目を患者さんに質 問してしまい、「どうしてあなたにそこまで話さなくてはいけない のか」と不信感を持たれてしまったことがありました。「ケアに活 かせないことは聴かない」というプライバシーへの配慮が必要です。

　当然ではありますが、入院時、患者さんはへとへとに疲れていま す。それを念頭に置いて、なるべく手短かに終え、早く休んでもら う配慮もできるとよいと思います。

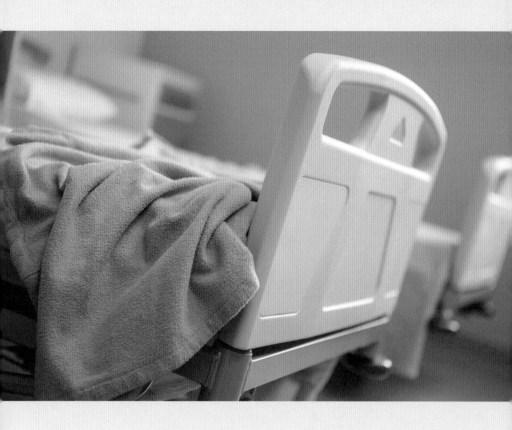

7か月目

セルフケアの課題に取り組むあなたへ

食事をしない患者さんへのケアについて

　患者さんが自分の意思で食事をしない時は、「食事をしない」という意思決定を尊重し、その考えを認めることが優先になります。食事を摂るように安易に指導することは、患者さんにとっては酷であり、信頼を損なうこともあります。食事をしないのは受動的な自傷行為という考え方もできます。心の奥に希死念慮があり、自分を直接傷つけることはしないけれど、食べないことを通して緩慢な自傷をしているのかもしれません。

　その時は食事ができない理由を探り、つらさを受け止めましょう。回復を信じて見守ることしかできなくても、それくらいでよいと思います。

　食事を摂ってほしいという思いを伝えるのはもう少し後になってから。信頼を得て、聴く耳を持ってくれたように感じてからでよいと思います。

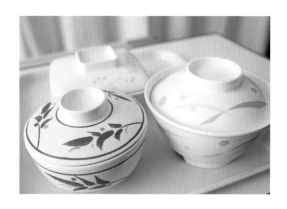

入浴をしない患者さんへのケアについて

　ここでは2つのケースを紹介します。

　1つ目のケースは、1週間入浴しない患者さんをスタッフが4人がかりでかかえて入浴させようとし、患者さんは「嫌だー」と全力で抵抗しているのにそのまま強引に入浴場に連れていったケースです。その患者さんは、それ以後スタッフが近づこうとすると大声を出し、近づくのを拒否するようになりました。

　2つ目のケースは、入院前から入浴していなかった患者さんに対して、強引に入浴誘導することはせず、患者さんの思いを大切に我慢強くかかわった結果、入院から半年後にようやく入浴する決断をしてくれたケースです。ゴムのように固まった髪の毛を入浴場で半日かかって看護師と一緒に洗ってからは、自ら入浴できるようになりました。

　この2つのケースから、入浴をしない患者さんへのケアについて、あなたはどう感じましたか。看護師の満足を優先させるのか患者さんの意思決定を大切にするのか、よくよく考えてケアをしていけるとよいと思います。

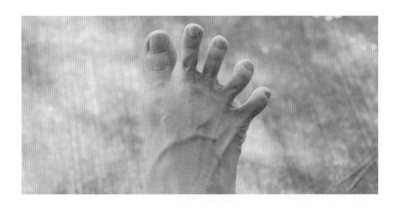

セルフケアに課題がある患者さんのケアに 入れるとよい3つの計画があります

　セルフケアとは、一言でいえば自分の身の回りのことを自分ですることです。自らの意思でセルフケアをしない患者さんが、自分で考え、悩み、前に進んでいくためにはどのようにかかわればよいのでしょう。そこではケアする側の価値観と、そして何よりも患者さんとケアする側の両者の関係性が大切になります。

　セルフケアをしない患者さんがいた時、いつでも看護計画に入れるとよいであろう3つの計画があると私は考えています。

　1つ目は、患者さんの「しない」という意思決定を尊重すること。

　2つ目は、「しない」理由を探り、どんな理由であっても、まずはそれを認めること。

　3つ目は、信頼を得られたと判断したら、「私はできればセルフケアをしてほしいと考えている」と伝えることです。

　個別性により具体的なケア方法は違っても、原則としてこの3つを続けていけば、患者さんにもケアする側にもどこかで転機が訪れると思います。

患者さんに同意を得られるケア計画書の立て方

　ケア計画書を立案する時、患者さんの課題をアセスメントするのは必要で大切なことですが、ケアする側の一方的な計画では患者さんに説明しても納得を得られず、実践してもらうことはできず、立てただけになってしまうかもしれません。

　また、看護には専門用語が多く、患者さんに言葉の意味が伝わらなかったり、使う言葉が自尊心を傷つける表現であったりすると、患者さんは最初から耳を傾けてくれません。

　「ケア計画書」という名称は、どこか看護側が上で患者さんが下のように感じられる部分もあります。本来は患者さんのための計画書であり、看護側の提案を患者さんに了解していただく覚書のようなもののはずです。

　そう考えると、例えば『困りごとを減らすお手伝い計画書』といった名称に変えたらよいと思うのですが、どうでしょう。それなら患者さんに聞く耳を持ってもらえるかもしれません。

　これからは看護側にもそういった発想の転換や想像力が求められると思います。専門職だからこそ、患者さんが理解しやすい言葉を使って、患者さんの困りごとが減らせるような内容にして、患者さんが同意、納得できるケア計画書を立案できるとよいと思います。

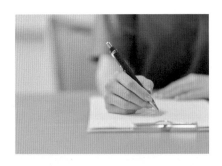

心持ち **今、自分にできることに専念して仕事をしよう** OK?

　仕事の流れを覚えた頃になると、自分は何をしたいのか、どのように仕事をしていけばよいのか、悩んだり迷ったりすることが始まると思います。

　でも、入職してからの毎日の積み重ねがあったから、今、目の前の仕事ができているのであり、これからも毎日の積み重ねが、未来の自分の仕事のあり方につながっていくのです。どんなに過去を悔やみ、未来に不安を持っても、結局は今をどうするかが過去と未来をつないでいます。その当たり前のことに気づくと、結局は今できることを一生懸命やればよいと思えるようになります。

　あきらめず一生懸命続けていくと、どこかで未来の自分の姿や自分のやりたい仕事が見えてきます。人生とは"今"の連続です。今やっていることを大切に、仕事をしていきましょう。

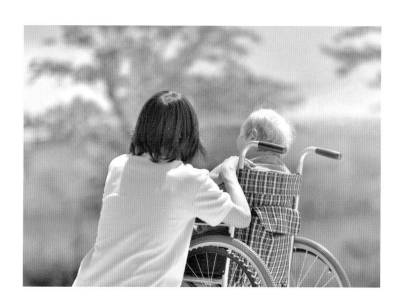

失敗やミスは、次からの仕事に活かせば大丈夫

　人は誰でも失敗やミスをします。ミスをするのが人間です。

　ミスをした時にやらないほうがよいのは、ミスを状況や他人のせいにすること、あるいは自分を責めて委縮してしまうこと、そして自身の健康管理に意識が向かなくなることです。

　逆にミスをした時にやったほうがよいことは、すぐに上司に報告すること、ミスの原因を冷静に分析し、反省すべき点があれば反省すること、そしてミスをした自分を自分で許すことです。そこまでしたら後は気持ちを切り替え、これまで通り、今自分ができることに専念してまた仕事をするだけです。

　ミスをした時に最も大切なことは、やはり「誠実さ」です。いつでも誠実さを持って仕事をしているなら、それで大丈夫です。

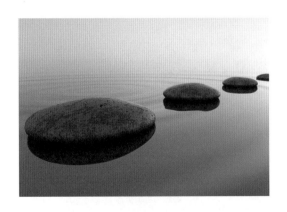

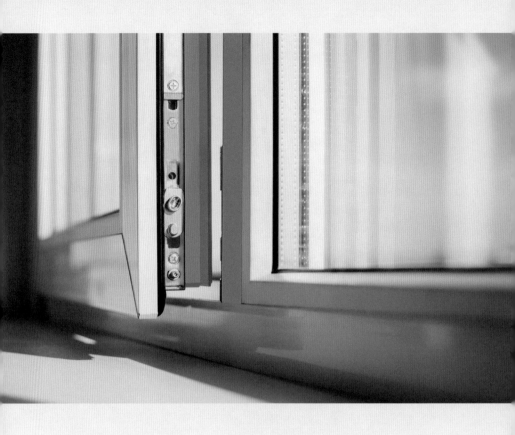

8か月目

迷いが増えてきたあなたへ

患者さん同士で起こした生活上のトラブルは、患者さん同士で解決してもらおう

　病棟は患者さんが入院治療生活をしている1つの小さな社会のようなものです。入院生活を送るにあたっては、患者さんに守ってほしいルールを看護側から提示しています。

　しかしルールを守れず、患者さん同士でトラブルが生じることはしばしばあります。それは例えば、「物の貸し借りはやめましょう」というルールを破って、患者さん同士でお金の貸し借りをした後に、返した、返してないでトラブルになるといったような時です。

　そのような時は、看護師は原則介入しないで見守っていればよいと思います。患者さんが社会に出てトラブルになった時のことを考えると、自分たちで起こした問題は、自分たちで話し合って解決してもらうことが必要だと思うからです。病棟という場は、患者さんの間で生じた問題や困りごとを、患者さんたちがどう解決していくのかを見守り、支えることができるのが1つの強みだと思います。

8か月目

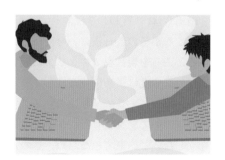

病棟ルールを守れなかった時の面接には コツがあります

　一方で、病棟ルールを守れなかった場合はどうすればよいでしょうか。対応について、私の経験談からお伝えします。

　私が病棟の看護管理者だった時のことです。患者さんが入院するにあたっては安全管理のため、刃物類とライターの持ち込みは禁止で、看護師が預かることになっていました。

　ある日、長期入院している患者Ａさんが、夜中にトイレから出てきた後にたばこの臭いがしたとスタッフから報告を受けました。もしそれが本当なら、患者Ａさんはライターを所持していることになります。

　翌日すぐにＡさんと面接をし、最初に「昨夜、夜勤スタッフからＡさんがトイレから出てきた時にたばこの臭いがしたと報告を受けたのですが、そういった事実はありますか」と質問しました。するとＡさんは、「吸っていません」と答えたので、「教えてくれてありがとう」と協力してくれたことに感謝して、面接を終了しました。この場合は、「疑わしきは罰せず」が大切だと思います。

　ところがその数日後に、今度はＡさんが病棟内でたばこを吸っているところを現行犯でスタッフに発見されたため、すぐに面接をしました。今度は最初に「どうしてライターを持ち込んだのか」という理由と、「ライターを持ち込んだことについてどう思っているか」について聴きました。するとＡさんから反省の言葉が出され、もうしないと約束できたため、その言葉を信じて面接を終了しました。

　それから1年くらいの間に同じルール違反が2回あり、同じような面接をしたのですが、それ以降ルール違反はなくなりました。

　面接のポイントをまとめると、最初に「事実確認をする」こと。そして「疑わしきは罰せず」です。

次に現行犯の時は、「タイミングを逃さずすぐに面接を行う」こと。そして「理由を聞いて、その気持ちには寄り添う」「逃げ道をなくすほど追い込まない」です。最後に「患者さんが自分の取った行動をフィードバックできるように介入する」とよいでしょう。

　実は面接をするにあたっては、裏に大きな目的がありました。それはＡさんに看護師を信頼してもらう、ということでした。Ａさんがルールを守れないのは、これまでの体験から自分のことも治療者のことも信頼できなくなっているからだと考えたからです。

　そう考えるとＡさんが病棟ルールを守れなかった時が介入のチャンスであり、Ａさんにルールを守る力があることを信じて面接することが、治療的であるとわかってきます。4回目の面接後からルール違反をしなくなったのは、Ａさんが、「看護師の信頼を裏切らない」と自ら決めたからだと私は信じています。

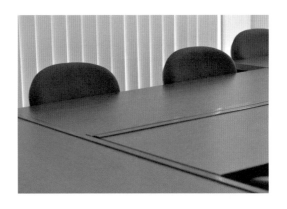

患者さんからのクレームへの対応。「非を認める＋謝罪」と「共感表明」を使い分けよう

　何らかの状況や看護師の言動に対して、患者さんからクレームを受けることは常にあります。それは「食事が冷めていておいしくない」「看護師の態度や言動が気に入らない」といったものから、実際にアクシデントが起こっての損害賠償請求までいろいろです。

　こういった場合に取るべき対応は状況によって2パターンあることを知っておくとよいと思います。

　1つは自分に非があった場合です。「認める＋謝罪」で、この場合は速やかに対応することが必要です。

　もう1つは「食事がおいしくない」などの情動的反応優位のクレームだった場合です。この場合は患者さんへの共感的ケアとして、「あなたの気持ちに気づければよかったです」のように、自分自身を振り返るような形で共感を表明する、にとどめればよいと思います。

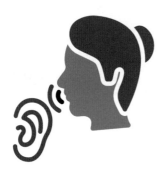

8か月目

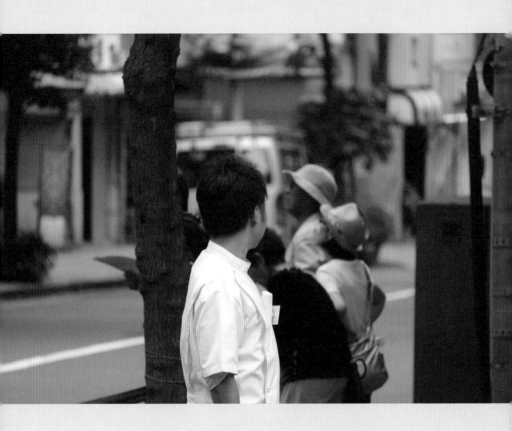

9か月目

「待つ」というケアに挑戦するあなたへ

「病識がない」と簡単に言わないようにしよう

E・キューブラー＝ロスは、癌の末期患者は否認、孤立、怒り、取り引き、抑うつ、受容という段階を経て死にゆく自分を受け入れられると述べました。「受容」に至るまでには自分自身と向き合い、悩み、考える時間が必要であり、看護はそのプロセスを促進する役割を担っています。

一方、精神科の場合は障害された部分が目には見えないため、患者さん自身が病気を最後まで受け入れられず、否認や取り引きというプロセスを繰り返し、前に進めないケースも少なくありません。

こんなケースがありました。自分は病気ではないからと、20代の頃から怠薬しては調子を崩し、20年近く入退院を繰り返していた患者さんがいました。しかしその患者さんが、40歳を境に一度も入院せずに社会生活を送れるようになっていました。私が理由をたずねると、「親に入院するたびに悲しい思いをさせたのでどうしたら入院しないで過ごせるかをずっと考えていて、入退院を繰り返した経験から、自分には薬が必要だと覚悟ができ、自ら内服するようになったからです」と教えてくれました。

病気を受容できるプロセスは、患者さんによっては気の遠くなるような年月と経験が必要な場合があります。そして自分自身と真摯に向き合い、悩み、考える力が必要です。ですから、患者さんを支えていく看護師は、簡単に「あの患者さん、病識がないから……」などと言ってはいけないと私は思います。

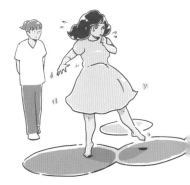

「待つ」というケア技術。その意味を知りましょう

　精神科の患者さんの中には、思考がまとまらず、話すこともできないような状態に長期間ある人がいます。特にうつ病による症状としてそれらが生じている場合は、回復までに数か月、時には数年の時間を要することもあります。

　そんな状態の患者さんをケアする時、ケアする側の私たちに無力感や焦りが湧き起こることがあります。

　そんな時は「待つ」というケア技術が求められます。「待つ」というケア技術は、必ず回復することができると信じる態度であり、患者さんの「回復したい」という心の灯を消さないようにすることです。そしてつらい感情に寄り添い、黙ってそばにいて、今は何もできなくてもよいと保障することです。それにより患者さんは、「私がここにいてもいいんだ」という安心・安全感を持ち、回復の力を高めることができるのです。

　なお、回復が不十分である時に、セルフケアは勧めないほうがよいと思います。それは自尊心を傷つけ、回復の力を弱めるからです。

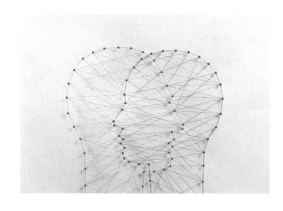

患者さんに起きている現象を
強みとして捉える視点を持とう

　精神科以外の科では、問題点を洗い出して解決していくという思考パターン（「問題志向型」と言います）が一般的です。問題の解決を目指せる内科や外科のようなケースであればそれでよいでしょうが、精神科は病気の特性上、問題そのものを消そうとするアプローチではうまくいかないことが多くあります。ですので精神科では患者さんに生じている現象を強みとして捉える逆の思考パターンが必要です。

　例えば睡眠パターンが昼夜逆転している現象であれば、「日中は眠ることができている」と考えると、強みとして捉える見方ができます。食事を拒否している時は、「拒否できる力を持っている」、過食嘔吐は「ストレスを感じて吐くことで対処できている」、放尿できるのは「尿意を感じてズボンを汚染せずに排尿できている」など。

　このように捉え直すことで、看護が変わり、患者さんが変わった体験を何回もしてきました。ここでそんな1つのケースを紹介します。

　患者さんは20歳の女性、軽度の知的障害と自閉症を合併しており、母親が介護に疲れ果て、施設入所を視野に入れて初回入院してきました。患者さんのコミュニケーションの特徴として、自閉症によく見られる「エコラリア」がありました。エコラリアとは、例えば看護師が患者さんに「また尿失禁してしまいましたね」と言うと、患者さんも同じように「また尿失禁してしまいましたね」と相手の言葉をそのままオウム返しすることです。これは一般的にはコミュニケーションの課題ですが、これを強みとして捉えると、「オウム返しができる」と考えることができます。そこでこの強みを利用して、患者さんに毎日、「お母さん、いつもありがとう」と挨拶するようにしました。すると当然、患者さんも「お母さん、いつもあり

がとう」とオウム返ししました。

　それが日常的なあいさつとして言葉に出せるようになった頃、面会に来た母親を見て患者さんが、「お母さん、いつもありがとう」と自然に言葉を発しました。母親はそれを聞いて、「初めてこんな言葉を私に言ってくれました」と言って感極まり、その場で号泣しました。そして「施設入所はせずに、また自宅で養育していきたいと思います」と言われました。

　このように、問題のように見える現象を、強みに変える見方ができると、どんな患者さんも回復する可能性があると思えてきて関係性が築きやすくなり、全く違う視点からかかわりのヒントが見えてきたりします。患者さんだけではなく、患者さんを取り巻く環境に対しても同じように見ることができます。

　自分が患者さんをどのように捉え、どうケアしているかを見直せるとよいと思います。

患者さんとの信頼関係を築く土台は 知的好奇心

　精神看護学実習に来る学生さんが、数日間という短い実習期間中に、看護師が聞いたこともないような患者さんの心の奥底にある思い（本音）を聞き出すことがしばしばあります。

　そういった学生さんは、患者さんのことがわからなくても、ただ患者さんのことを知りたいという知的好奇心に満ち溢れています。そして知的好奇心は、患者さんのどんな反応も肯定的に受け止める度量の広さにつながっています。

　精神科は、長く働けば働くほど「患者さんのことがわからない」ということだけはわかってきます。そうした時、「どうせわからない」とあきらめるのではなく、「わからない」ということを原動力に知的好奇心を持ち続けることが大切なのだと思います。それにより、いつか患者さんに信頼され、本音を話してくれる瞬間に出会えるかもしれません。

9か月目

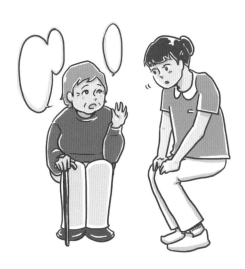

ケア技術 時には看護師という鎧を外し、
人と人としてつながってみよう

　退院した患者さんから、「入院中に一番ホッとできた場面は、毎日病室の掃除に来るヘルパーさんと日常の他愛もない会話をしている時でした」と教えてもらったことがあります。病院は治療する場であり、患者さんと看護師という立場で出会っているのですが、精神科では、時には看護師という鎧を外せるとよいと思います。鎧を外せた時、患者さんは患者としてある前に、1人の人間として存在していることを認めてもらえたと感じ、安心感を持てるかもしれません。

　私がまだ新人の頃のことです。15年以上入院している寡黙な患者さんがいました。毎日病室から中庭を眺めている人でした。私はその患者さんの個人受持ち担当者になったことで、「日勤の時は横に座って5分間一緒に中庭を眺める」という計画を立て、時間があると患者さんに了解を取って、一緒に病室の窓からボーッと中庭を眺めていました。会話は全くありませんでした。

　それから半年ほど経った時、突然患者さんが「桜の花が咲きましたね」とボソッとつぶやいたのです。これがこの患者さんから送られてきた初めての言葉でした。私は「そうですね」とだけ答えて、また沈黙が続きました。会話はこれだけでしたが、それまでの沈黙の時間においてお互いに人と人として存在していたからこそ生まれたやりとりだと思うと、私の中でジーンと熱いものがこみあげてきました。言葉を超えてこの患者さんと何かがつながった感覚がありました。

　看護師のあり方ひとつで、病院という空間は患者さんにとって安心できる場となり、穏やかでゆったりした時間が共有できます。それはとても治療的なことだと私は思います。

精神科における患者さんとの信頼関係の築き方

　看護師が、患者さんの心の奥底にある本音を一方的に聞き出そうとしても、患者さんは話さないし、話せるものでもありません。それは患者さんにしかわからない壮絶な体験や不安などが関係しているように思います。

　でもまれに、看護師との会話の合間にポロッと本音を発してくれることがあります。ここで私の経験したエピソードを紹介します。

　すべての物事を被害的に捉え、毎日のように看護師に暴言がある長期隔離処遇の患者さんがいました。ほとんどの看護師がその患者さんに陰性感情を持ち、関係性は築けませんでした。しかし、患者さんのそういった反応は、虐待を受けてきた生育歴や生まれ持った特性の影響のもとにあると気づいた時、陰性感情が減りました。

　ある日、患者さんが、「私なんて生きている資格はない」と心の奥底にある本音をポロッと発してくれたことがありました。その言葉から看護師は患者さんの怒りや絶望感を知り、これまで以上に丁寧に対応できるようになりました。するとだんだんと、その患者さんは看護師を呼び捨てにしていたのを、「さんづけ」で呼ぶようになっていきました。

　こういった患者さんの変化は、かかわりの中で患者さんから信頼を得たからこそ生まれた瞬間ですので、その時の自分のケアを振り返っておくとよいと思います。そしてこの瞬間から、患者さんと何かが通じ合っていると感じられるようになり、不思議ですが、その感覚は患者さんが退院してからもずっと続きます。それが精神科における患者さんとの信頼関係のあり方だと私は思います。

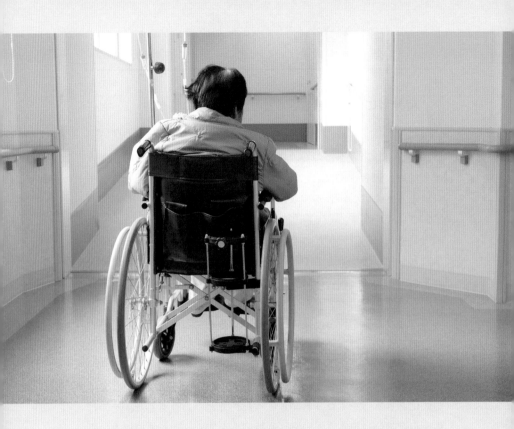

10か月目

言葉のスキルを上げていきたいあなたへ

患者さんから話し出されたら、最後まで口をはさまずに聴こう

　患者さんが言葉で自分の思いや考えを伝え始めたら、途中で自分の考えを伝えたくても、辛抱して最後まで口をはさまずに聴く、ということを意識してみましょう。黙って聴くことで、患者さんは自分の考えが整理でき、ストレス発散になり、心から聴いてもらった体験ができ、次からまた自分の体験を言葉で看護師に伝える勇気を持てます。

　また看護師にとっては、患者さんが今、何を考えているかを知る絶好のチャンスになります。途中で患者さんの話す言葉の意味がわからなかったり、内容が飛んだりすることもありますが、そういった部分も含め、今の患者さんを理解するために、最後まで口をはさまずに聴けるとよいと思います。

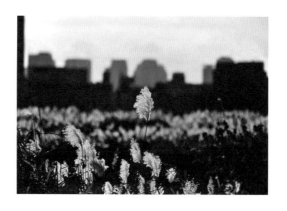

「でも」という言葉を使っている自分について考えよう

「でも」という言葉は、逆接の接続詞です。「でも」という言葉によって相手は行動を起こせなくなります。

患者さんが自分の思いを伝えてくれた時に「でも」で返すと、患者さんは自分の思いをわかってくれなかったと感じます。あるいは上司や同僚が助言をくれた時に「でも」を使うと、相手には助言を受け入れていないだけではなく、自分を正当化して助言を無視しようとしているように捉えられます。

相手から何かのアクションがあった時は、まずは誠実さを持って、受け入れる態度や言葉を取りましょう。「でも」という言葉を使っている自分について考え、とりあえず言葉に出さずにぐっと呑み込んでみると、何かが変わると思いますよ。

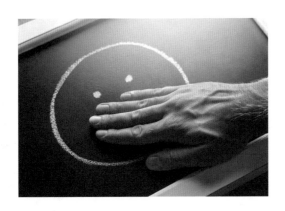

「大丈夫」「頑張れ」という言葉を
安易に使わないようにしよう

　看護師は、普段何気なく使っている自分の言葉が患者さんにどのような影響を与えるかを考えることが大切です。

　信頼関係があり、困難や不安に立ち向かっていく力が残っている友人に「大丈夫！」とか「頑張れ」という言葉をかけるのは、勇気や元気を与えるのでよいと思います。けれども今を生きることにすべてのエネルギーを注いでいる患者さんに、「大丈夫！」とか「頑張れ」という言葉を安易にかけるのは酷です。患者さんは、「大丈夫ではないからここにいるのに」とか「これ以上何を頑張れっていうの？」と心の中でつぶやくでしょう。そしてそうした言葉をかけるあなたを、その場しのぎやごまかしで口にしているのだと思い、「やっぱり自分のことをわかってくれない」と感じ、心を閉ざしてしまうでしょう。

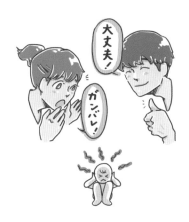

10か月目

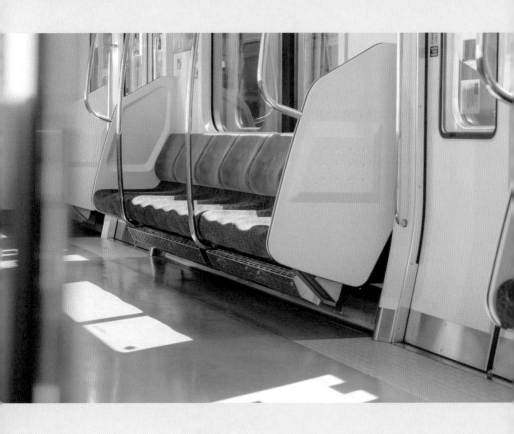

11か月目

退院後を視野に入れて
患者さん・家族を支えていくあなたへ

入院中から退院後の暮らしをイメージしてかかわろう

　入院中は安定した生活パターンを維持できている人でも、社会に出たら自分で生活パターンを整える必要が生じます。場合によっては家族やつながりのある人との関係を調整し、住環境や生活パターンを整え、服薬管理や金銭管理をしていくことも必要です。

　入院中落ち着いているからといって安心しないで、退院後の暮らしを考えて、患者さんと一緒に入院前の課題を振り返り、入院前にあったであろうストレスフルな暮らしとは少しでも違った、自分らしい暮らしができるように支援できるとよいと思います。

　1つのケースを紹介します。

　女性、30代前半で、診断は双極性障害でした。これまで躁状態になっては何回も入退院を繰り返し、入院するとすぐに落ち着く患者さんでした。

　両親と同居していたのですが、役所勤めの真面目な父親は教育に厳しい人で、患者さんに対していつも過干渉になっていました。

　このことから患者さんの症状は父親との間のストレス因子が大きく関連していると考え、退院後、訪問看護を導入することを勧め、受け入れてもらいました。そして訪問看護師が主に父親の不満や思いを聴き、少し患者さんとの距離を取ってもらうように支援したところ、不思議ですがそれから患者さんは、一度も入院をすることなく社会生活を送れるようになったのでした。

入院中だからこそできる再発予防ケア

　精神科の病院で働いてきていつも思うのは、再発予防の大切さです。統合失調症やうつ病などは再発しやすい病気で、表面に現れた症状を薬物療法で軽快できたとしても、それ以外の要因の部分が変わっていなければすぐに再入院になることが多いのです。

　再発予防のキーワードを挙げるとすれば、「関係性」「治療参加」「安定した生活パターン」「環境調整」になると私は考えています。

　中でも1番目に大切になるのは「関係性」です。医療者は入院中に患者さんに信頼される言動を取ることが必要です。それによって患者さんは、退院した後も社会で孤立せずに、医療とつながっていられるからです。

　2番目に大切なのは、「安定した生活パターン」を作ることです。入院のきっかけは、食事、活動、睡眠パターンなどが崩れて、ということが多いので、退院前訪問看護をして、実際の生活状況を確認するとよいと思います。そして必要と判断したら家事援助や訪問看護などの地域移行支援についてこちらから情報提供をし、患者さんの自己決定で退院後に利用できるとよいと思います。

　3番目に重要なのは「環境調整」です。まず家族という人的環境を整え、入院前と比べて、患者さんも家族もストレスを少しでも減らせるとよいと思います。また住居を整え、無理せずに復職できる職場などの物理的環境を整えることも大切です。

　入院中にこそできる再発予防ケアを心に留めつつ、退院支援を進めていってもらえたらと思います。その支援は入院した日から始まっていると考えてください。

家族援助の基本的考え方。
家族に患者さんの責任を負わせないようにしよう

　家族援助のゴールは、家族が自分たちの満足した生活を取り戻すことです。ゴールに向かって支援するにあたり最も大切なことは、家族の問題と患者さんの問題を切り離して考えることです。

　この時やってはいけないことは、患者さんの問題を家族の問題や責任と考えて、家族に無理なお願いや協力依頼をしてしまうことです。家族と対応する時は、家族には家族の人生があることを念頭に置いて進められるとよいと思います。

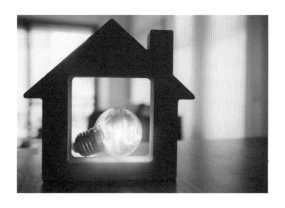

11か月目

家族が面会に来られた時が家族援助のチャンス。家族を援助することで間接的に患者さんへの支援につながります

　定期的に面会に来られている家族は、いろいろな状況や思いがあっても家族なりに患者さんのことを考えているケースが多いと思います。

　そんな時にすぐにできる家族援助は、面会に来られた家族に笑顔で挨拶をして、来てくれたことをねぎらい、感謝の気持ちを伝えることです。あなたのその言動が、家族に力を与え、看護師への信頼感を育み、患者さんにもよい影響を与えます。

　患者さんへのアプローチが難しい時は、家族にアプローチをするとか、社会資源を使って経済的支援を考えるなど、患者さんを取り巻く環境を整えることで、事態が好転することがあります。

　家族を援助することで間接的に患者さんへの支援につながります。病院が家族援助の中心の役割を担い、支援を広げていけるとよいと思います。

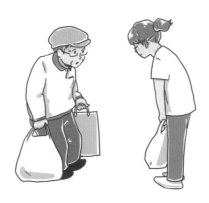

家族の孤立を解く思いで家族の話を聴こう

　患者さんの発症から入院に至るまでの経過で、家族はさまざまな不安や罪責感、無力感、喪失感などを体験し、社会から孤立していることが少なくありません。孤立感は入院してからも続くので、看護師から家族に声をかけ、家族のこれまでの葛藤や思いを聴かせてもらうとよいと思います。

　「うつ病で入院した患者さんの家族の思いを知る」という目的で、看護研究を行ったことがあります。その中で、インタビュー形式で30分間、家族の思いを聴く時間があったのですが、対象者のほとんどの家族が30分ではインタビューが終わらず、いろいろな不安や葛藤をとめどなく語ってくれました。この研究を通して最も学んだことは、家族の思いを聴く大切さでした。

　家族の思いを聴くことは、病院だからできる家族援助であり、それだけで家族は孤立感から解放され、自分たちの生活を取り戻す大きな一助になっています。

　ただし、家族の思いは、これまで精一杯やってきて、当面は今以上には頑張れないと考えた上で聴くことが大切です。また、家族が治療者と同じように病気を理解しているとは限らないことを前提に、どう理解しているかを確認し、それを受け止めることが大切です。

11か月目

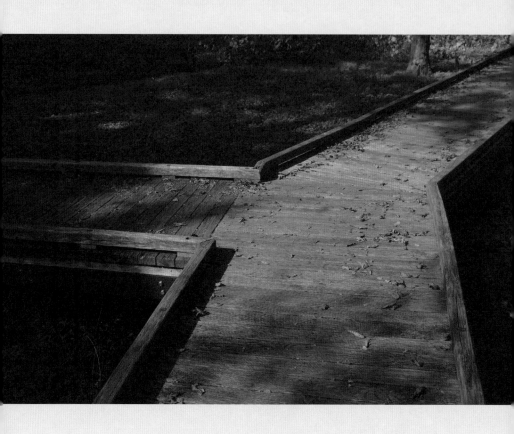

12か月目

組織・スタッフへの違和感を
乗り越えていきたいあなたへ

スタッフ同士の間では、
組織やスタッフの悪口は言わない・聞かない

　「あの病棟は……」とか「あのスタッフは……」といった悪口を言う時ってどんな時でしょうか。ナイチンゲールは、「嫉妬する人間はむしろ自分を傷つけている」という言葉を残しています。組織やスタッフの悪口を言うと、そこで働く自分自身をも否定していることになります。

　また悪口は、それを聞いた相手のモチベーションをも下げ、仕事に悪影響を与えます。組織や他人のことを悪く思うエネルギーを、自分がそこで何ができるか、どう貢献できるかを考え、行動できるエネルギーに変えられるとよいと思います。それができれば悪口を言う必要はありませんし、悪口を聞くこともなくなると思います。

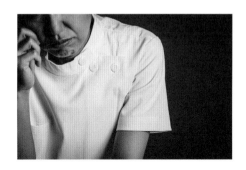

病棟やスタッフの良いところを見つけると、
関係性が良くなり仕事への意欲が湧きますよ

　スタッフから病棟の雰囲気が良くないという話を聞くと病棟の雰囲気がどんどん悪く思えてくるし、病棟の雰囲気が良いという話を聞くと病棟の雰囲気がすごく良いように思えてくる。そんなことってありませんか。

　それは人間の特性で、同じ現実でも対象を1つの見方で捉えるとその見方しかできなくなり、それがどんどん強くなっていくからです。

　この特性を知って、対象を悪く思えてきた時は一度リセットできるとよいと思います。

　切り替えて、病棟やスタッフ、そして自分に対しても良いところだけを見る練習をして力がつくと、不思議ですがどんどん良いところが見えてきて、仕事への意欲が湧き、関係性も良くなっていくので、意識してやってみてください。

同僚の看護師に対して
怒りが湧いてしまった時はどうすればよいか

 OK?

　ただ、そう書く私にもこれまで人間関係で失敗がないわけではありません。

　30代前半の頃、ある同僚の看護師の患者さんへの対応に怒りが湧いて、その看護師に対して感情的に振る舞った出来事がありました。人というのは自分に対してであれば我慢できても、自分が大事にしているもの（例えば患者さん）が侮辱されたと感じると、感情が爆発してしまうことってありますよね。

　結果的にその看護師との関係は壊れ、チームも対立していってしまったことがあり、その経験は今でも苦いものとして残っています。

　それから、自分の感情をどう取り扱い、どう他者とかかわるとよいかということを、アンガーマネジメントなども学びながら深く考えるようになりました。

　例えば怒りが湧いたら、まずは心の中で10数えるとよいと思います。それでも無理ならいったんその場から離れましょう。そして自分が相手のどんな言動で怒りが湧いたのかを考えましょう。すると自分の怒りの根っこは、相手ではなく、実は自分の感情の中（「看護師はこうあるべき」という信念など）にあることに気づけるでしょう。また、相手がどうしてそういう言動を取ったのかも考えてみましょう。そしてわからない時は、勇気を出して相手に「どうしてそういう言動を取ったのか」と聞けるとよいでしょう。自分に考

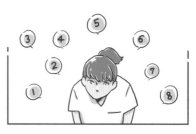

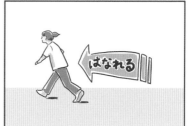

はなれる

えがあるように相手には相手の考え
があり、それを認めることで良好な
関係が築いていけるからです。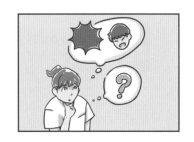

　さらに加えれば、理不尽な相手の
言動であっても"許す心"（我慢では
なく）を持てると、人として一歩成
長です。この一連のことを繰り返し
ていると、怒りを通して自分が成長でき、仕事のプロフェッショナ
ルとして成熟した人間関係が築けるようになります。

組織のあり方を知って、
現実の理不尽さを受け流す強さを持とう

　病院組織には2つの目標が存在します。1つは質の高い医療、ケアを提供するという目標。もう1つは利益を上げ存続するという目標です。

　この2つが相容れない時があるため、しばしば理不尽なことが生まれます。まずはそのことを知っておくだけで、少し強くなれると思います。

　ただし現場で働く管理職でないスタッフは、質の高いケアを提供するという一点を考えて働けばよいし、それが結果的には利益につながると思うので、大丈夫です。

　次に、組織風土というものを知っておきましょう。組織風土とは、病院、看護部、そして病棟組織それぞれにある、独自の規則や価値観です。それは組織が歴史を積み重ねる中で作られてきたものです。

　問題なのは、時に組織風土が優先され、倫理や正しい考えが置き去りにされる場面があることです。そうした時は、真正面からそこにぶつかるとか糾弾するのではなく、その現実を受け流しつつ、自分が実践できるところで自分に嘘をつかず、手を抜かずに仕事をする誠実さが必要だと思います。そうしたあり方を人は見ています。あなたの行動と言葉を通して、徐々に自分の影響を他の人に広げていきましょう。最後はいつでも、人を大切に考える倫理が現実の理不尽さに勝りますから、心配しないでください。

12
か
月
目

組織に貢献できるアウトプットを考えよう

アウトプットとは、一言でいえばインプットした情報や知識を外に出すことです。最初にできるアウトプットは、自分がインプットしたこと（情報や知識）を他のスタッフに勇気を出して伝えることです。スタッフ同士がアウトプットでき、それを語り合える場があることはとても素敵だし、組織全体が活気づきます。

また、個人的に毎日気づいたことや感じたことを日記にして残すのもよいアウトプットだと思います。それは自分の行いを振り返ることにもなるし、後で読み返すと変化してきた自分を感じることができるからです。

自分が今この本を執筆できているのも、これまでの経験や思いを日記に残してきたから可能なのです。アウトプットにもいろいろな方法がありますが、インプットと同様に自分や他者や組織に役立てようという意図で行うと、目標ができて続けられやすいと思いますよ。

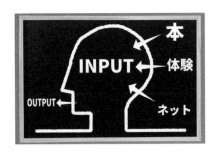

仕事の納期を守ろう

　レポートの提出や看護計画など、期限の決まっている仕事については、自分で期限の少し前までに提出すると決めてやり始めて完成できるとよいですね。約束を守るということ、それは仕事においても看護においても、最も大切な倫理実践だと思います。そのためには、「決められているからやる」のではなくて、「自分の仕事をしていく上での役割責任だ」と捉える思考の転換が必要です。

　人や状況に流されず、自分の役割責任として納期を守って仕事ができるとよいでしょう。もし、状況により期限内にできなかった時は、言い訳せずにそれを認め、謝罪できる誠実さを持つことが大切です。

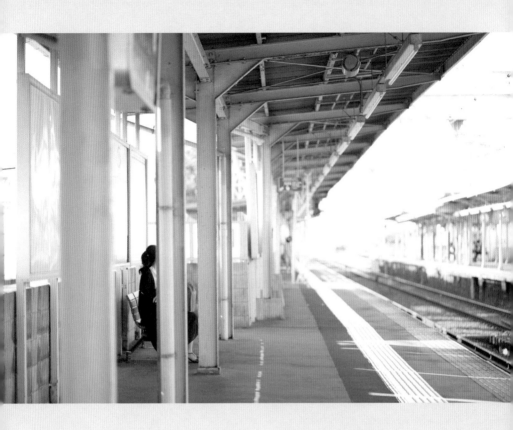

1年が経って

頑張って1年間続けてきたあなたへ

**まずはこの１年を振り返り、
頑張った自分を褒めてあげよう**

　働くって大変です。それを１年間続けるってすごいことだと思います。読者の皆さんもこの１年のさまざ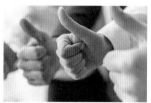
まな出来事を振り返り、まずは頑張った
自分を褒めてあげましょう。そして新し
い年度、またゼロからスタートしましょ
う。

 いつでも初心に戻れる自分でいよう

　初心を持てることが新人さんの強みで、それは仕事をしていく上
で最も大切なことです。初心に戻るということは、単に新人の頃を
思い出すのではなく、今の自分を振り返り、どこかで慢心している
自分を戒め、未熟さを受け入れ、謙虚に学ぶ大切さに気づくことで
す。
　これからどれだけ知識を持ち経験を積み重ねても、何かを始める
時やうまく物事が進まない時などはいつでも初心に戻れる自分でい
るとよいと思います。初心に戻ると、自分がどう動くとよかったか
に気づけたり、見失っていた自分を取り戻せたりします。誰のため
でもない、自分のために仕事を続けていくには、迷ったら初心に戻
る、を繰り返してみてください。
　私自身の初心の中身を紹介しますね。
　私はある時から患者さんに対して「やらないこと」だけは決め、
それを守るようにしてきました。「やらないこと」は、まずは「自

分がやってほしくないことは患者さんにしない」、そして「自分が
できないことは患者さんにさせない」ということです。

　それがぶれない信念になり、周りに流されなくなります。続けて
いると、何が大切か、そして自分がどうしていくとよいのかが見え
てきます。

　精神科は倫理で始まり倫理で終わると言っても過言ではありませ
ん。倫理とは人を大切に考える先にあるものです。

　もう1つの初心は正直であることです。それは自分の心に嘘をつ
かないで仕事をすることです。正直であることで、自尊感情が育ま
れ、少しずつ自分を信じられるようになります。正直になれなかっ
た時は、後味の悪さや後悔が残ります。いつでも正直であると、勇
気が持て、ぶれない自分でいられると感じています。

看護師としての、 長期目標と 短期目標の両方を持とう

　仕事の目的を一言で言えば、自分の行いが社会や人の役に立つことだと思います。そのためには長期目標と短期目標の両方を持つとよいと思います。

　長期目標は、病院で言えば理念のようなものです。それは簡単に達成されるようなものではないけれど、自分の仕事に対する価値や意味を見出すものだと思います。

　例えば私の今の長期目標は、「これまで学んできた精神科看護のノウハウを看護をしている人や社会に伝える」です。こうした目標を持つと、不思議ですが毎日コツコツと仕事をこなすことにも意味が見出され、価値あることに思えます。

　新人として入職したあなたも、1年間仕事を続けた今、自分がこれからどうなりたいか、何をしたいのかと考える時間を持つとよいと思います。長期目標を持って初めて短期目標を立てることができます。そうすると毎日の行いに、これまでとは違った意味を感じられるようになりますよ。

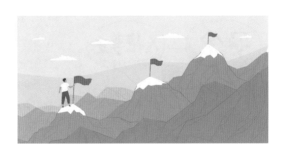

6つの観点から自分の看護の1つ1つを評価してみよう

看護の質の評価は次の6つの観点からするとよいと私は考えています。それは「人権を尊重しているか」「自己決定を認めているか」「満足を提供しているか」「根拠に基づいてケアをしているか」「安全を確保しているか」「効率性を考えているか」です。

この順番は、優先度の高い順になっています。

例えば与薬業務で振り返ってみましょう。

病室に伺ったらカーテンを閉めて与薬できているか（人権尊重）。薬を飲むか飲まないかは患者さんが自分で決めることができているか（自己決定）。内服の準備ができるまで待ち、丁寧な言葉遣いと態度で与薬しているか（満足の提供）。内服を開始する前に薬の効果や副作用などについて説明をして同意を得ているか（根拠に基づいたケア）。与薬手順をスタッフ全員が周知して、手順に沿って行動できているか（安全の確保）。与薬する人数や時間を考えた上で行っているか（効率性の重視）。

もしも病棟で行われている看護に違和感がある時は、もしかすると、「人権尊重」より「安全」や「効率性」が優先されているかも

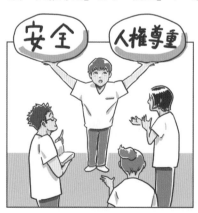

しれません。いつでもこの6つの観点から看護の質の評価をしていると、看護を客観的に評価できるようになり、いつの間にか自身の看護の質が高まっていることにも気づけます。

「ジェネラリスト」「スペシャリスト」「マネジャー」。
プロとして進む時に
3つの方向があることを知っておきましょう

　今後仕事を続ける中で、もっと組織に貢献したいと考えるように
なった時は、プロとして進むべき方向は3つあることをお伝えして
おきたいと思います。

　1つ目はどこの組織に行ってもすぐに動け、他の看護師の役割モ
デルとして貢献できる「ジェネラリスト」。

　2つ目は専門分野の実践力や知識を持って動き、看護実践の質を
上げることに貢献できる「スペシャリスト」。

　3つ目は人を活かし育て、組織そのものを成長させることに貢献
できる「マネジャー」です。

　どの方向に進むかは、自分の特性や得意分野を知り、自分がどう
なりたいか、何をしたいかを大切にして決断していけばよいと思い
ます。

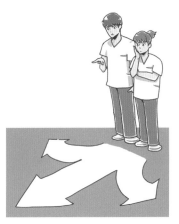

Chapter3

知っておきたいこと
考えておきたいこと

この章では、
「いつ必要な知識か」は特定できませんが、
精神科で働いていくにあたって
知っておきたい、考えておきたいキーワードを
解説していきます。

「辞めたい」

法律

身体合併症

薬

暴力

見捨てられることに根深い恐怖を持っている患者さん

自殺予防

感染症の世界的蔓延

もし「辞めたい」と思ったら

まずは自分に聞いてみよう

　入職してどのタイミングかはわかりませんが、辞めたいと思うような時も出てくるかもしれません。

　精神科には、身体科で働くことがつらくなり、疲れ果てた末に再入職先として選んで来る人がけっこういます。

　その上で、精神科で働いてみたけれどもやはりつらくて自分の心身の健康が脅かされそうだと思ったら、健康を害する前に辞める選択肢を持ってもよいと私は思います。

　でも、辞めることはいつでもできます。せっかくやってきたのですか

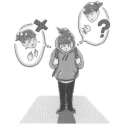

ら、まずはどうして辞めたいのか、自問自答してみましょう。

　もしそれが、組織への不満や自分の思い通りにならないことへの怒りであるなら、よくよく考えたほうがよいと思います。そうした不満や怒りはどこの職場に行っても多かれ少なかれ生じることであり、結局は自分の中の問題であることが多いからです。

別のことに挑戦したいというポジティブな理由ならば決断を

　でも辞めたい理由が、働くことを通して、自分で何か別のことに挑戦したいと思ったから、というのなら、すっぱりと決断して次の目標に向かって動くのがよいと思います。新しい経験は、すべてを超えて自分の成長につながり、めぐりめぐってまた精神科で働くことになった時に役立つこともよくあるのですから。目標を持って進む人を私は応援したいです。

　そして辞めると決断したら、病棟のマンパワー不足で業務が回らなくなるのではないかとか、周りに迷惑をかけるのではないかといったよう

な心配は不要です。なぜなら組織は生き物と同じで、1人くらいいなくなってもすぐに再生してまた新たな形で動き出すからです。

　ですので決断したら、自分のために前に進むことだけを考えて動きましょう。それで大丈夫です。また直属上司がいろいろ理由をつけて辞めさせないというのはパワハラですから、そんなことは意に介さず、その組織の就業規則に則って行動し、すっぱり辞めればよいと思います。なお、就労規則には、「○か月前に上司に"退職願"を出すこと」と書いてある場合があると思いますが、もしあなたが辞める決意が固い場合は、最初からそれを"退職願"ではなく、"退職届"として出せばよいと思います。

でも、辞める直前までしっかり働きましょう。

　これまで自分の目の前を何人もの人が辞めて去っていきました。辞める直前までこれまで通りに仕事をする人もいれば、辞めると決まったら手を抜いて仕事をする人もいました。いつも最後に、その人の生き方がそのまま表現されるなあと私は感じていました。今やるべきことを一生懸命できない人は、この先もできません。自分が満足した人生を送るために、辞める最後の一瞬まで手を抜かずに自分の役割・責任を全うすること。そして周りに感謝の気持ちを持つこと。働く上でそれができれば、これからも大丈夫です。今を一生懸命やるかやらないかだけは、自分で選択できますからね。

私たちの仕事に関連する
法律を理解しよう

精神科に関する法律の変遷を知ろう

　法律はその国の文化、価値、経験によって変化していくものであり、私たちが秩序ある社会生活をしていくためのルールになっています。

　精神科に看護師として足を踏み入れる時には、精神科に関連した我が国の法律の歴史についてざっと理解しておくとよいと思います。

■ **精神病者監護法　1900（明治33）年**

　日本での精神障害者に関する初めての法律です。この法律では精神疾患を持つ人の監護は"家族の責任"であるとされ、私宅監置（自宅の一室に患者さんを閉じ込めること）が家族に義務づけられ、警察の管轄の下に置かれていました。

　1910（明治43）年、呉秀三（精神科医）が門下の精神科医を日本全国に派遣し、私宅監置の実態の調査を開始。その報告書（『精神病者私宅監置の実況』）が1918（大正7）年にまとめられました。当時珍しかった写真付きのなまなましいこの報告書によって、呉は私宅監置の惨憺たる現状を訴え、私宅監置の廃止、および施設収容による治療の推進を訴えたのです。報告書の第7章「意見」にある一文──「我邦十何萬ノ精神精神病者ハ實ニ此病ヲ受ケタルノ不幸ノ外ニ、此邦ニ生レタルノ不幸ヲ重ヌルモノト云フベシ（我が国十何万の精神病者は、実にこの病を受けた不幸の他に、この国に生まれた不幸をも二重に背負わされていると言うべきである）」──があまりにも有名です。

■ **精神病院法　1919（大正8）年**

　呉の報告書が功を奏し成立した法律です。これは道府県へ公立精神病院の設置を促すための法律でしたが、第一次世界大戦後の慢性的不況の中、国の予算が十分でなかったことから設置はほとんど進みませんでし

た。残念ながら私宅監置は続き、二法が併存する状態となり、現場は混乱していたという記録が残っています。

■ 精神衛生法　1950（昭和25）年

　第二次世界大戦後、欧米の精神衛生の考えが導入されたことにより「精神衛生法」が制定されます。これにより「精神病者監護法」「精神病院法」はついに廃止となり、精神障害者の私宅監置が禁止されることになったのです。

　この法律は、都道府県に公立の精神病院の設置義務を課しました。自傷他害のおそれがある精神障害者への措置入院、そして保護義務者の同意による同意入院の制度ができたのもこの時です。精神障害者の拘束の要否を決定するための精神衛生鑑定医制度も作られました。

　1955（昭和30）年頃になると、民間の精神病院の施設整備費・運営費に対して国庫補助が行われたこともあり、この時期に民間精神病院が多数建設されるようになりました（1955年の4.4万床が15年間で25万床に）。日本の精神科医療が民間医療機関に依存する傾向が生まれたのはここに所以があります。

　薬物療法と呼べる治療が本格的に始まったのは1955年頃です。一方で、必要のない長期入院、社会的入院という新たな課題も生まれました。

　1964（昭和39）年に発生したライシャワー事件（アメリカ駐日大使が精神障害者の少年により傷害を受けた）により、精神衛生法が翌年一部改正され、措置入院制度が強化され、町に暮らす精神障害者への目が厳しくなったのがこの頃です。ここで「精神障害者は病院へ収容しておけばよい」という世論と傾向が強まったと言えます。

　1984（昭和59）年、宇都宮病院で入院中の患者が看護職員によって暴行を受けている実態や、無資格診療などが明るみとなり、大きな問題となり、精神衛生法を見直す契機となりました。

■ 精神保健法　1987（昭和62）年

　精神障害者の人権擁護、社会復帰の促進がうたわれました。精神衛生鑑定医制度に代わり、精神保健指定医が制定され、職務が規定されました。法律を5年ごとに見直していくことも決められました。

1993（平成5）年には、グループホームが法定化。保護義務者が保護者と名称が改められました。また、「心身障害者対策基本法」が「障害者基本法」に改正され、精神の病を持つ人が「障害者」として初めて法的に位置づけられました。

■ 精神保健及び精神障害者福祉に関する法律（精神保健福祉法）1995（平成7）年

障害者基本法の成立を受けて、精神保健法が大幅に改正されてできた法律です。

このように歴史と法律の変遷を紐解くだけで、いろいろな学びが得られると思います。ただ法律は変わっても看ていくのは人です。大和川病院、神出病院のような職員による患者さんへの暴行事件に見るように、現代においてもまだ精神障害者への人権をないがしろにした扱いは、隠れた場所で続いていると考えるべきでしょう。精神科の職場はそうしたことが生じやすいからこそ、働く私たちの心持ちが重要になるのです。

行動制限に対して私たちができること

隔離・拘束という行動制限については、精神科で働く上でよくよく考えてほしいトピックです。業務だから、といって当たり前のように行ってよいことではないのです。

人が人の行動を制限するという、通常であれば人権侵害となる行為が法的に認められているのは、刑務所や精神科病院など限られた場しかありません。私たちはそれくらい特殊で危険なことを行い得る職業なのです。そのことの自覚をどれくらい持っているでしょうか。

隔離・拘束については、その判断基準を知り、法律に則って手続きを進め、患者さんの安全とできるだけの人権配慮をするのはもちろんですが、ケアする側に最も必要なことは、行動制限と人権擁護のはざまでどうしたら行動制限をなくせるかを考え、悩み続けることです。身体拘束をしないで精神科の急性期医療を行うと決め、実行している病院は、現実にいくつかあります。なぜ実現できたのかはぜひ自分で調べてみてください。どのような場合でも鍵となるのはスタッフの力です。

そして、隔離・拘束に至ってしまった場合には、特に清潔、整容、排泄、食事などは人間の基本的ニーズですので、精神科指定医の指示による隔離・拘束中だからこそ、十分な観察とアセスメントをして、できる限りの基本的ニーズを満たせるケアができるとよいと思います。

身体合併症に気をつけよう

患者さんの態度や言葉に敏感になろう

　バイタルサイン（生命の兆候）は、一般的には体温、脈拍、呼吸、血圧、意識の5項目を指し、生体内の異常の早期発見に必要な基礎情報となります。

　精神科の患者さんは、抗精神病薬の副作用などで、消化器系、呼吸器系、運動系などに異常が出現しやすいという特徴があります。しかし精神症状が前面に出ている時や認知機能が低下している時は、身体症状を看護師にうまく伝えられなかったり、自覚症状に乏しかったりすることがあるので注意が必要です。ケースを紹介します。

　精神症状から、毎日のように頭痛や腹痛などの身体症状を訴える患者さんがいました（こうした訴えを「不定愁訴」と言います）。ある時、いつもに比べると強く腹痛を訴えるので、おかしいなと感じ、腹部を触診すると張りを認め、聴診すると腸蠕動音がほとんど聞こえません。結果的に

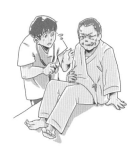

麻痺性イレウスと判明し、転院して緊急手術が必要となったのです。

　患者さんの態度や言葉に、こちらが"いつもと違う""ちょっと変だな"と感じる場合、それが重要な身体的不調の兆候を表していることがあります。毎日丁寧にバイタルサインの測定をしながら、患者さんの態度や言葉に敏感になって、異常を感知できるようになれるとよいと思います。

悪性症候群かもしれないと思ったら、原因薬剤の中止を

　身体の話をもう少し続けます。夜勤時などに、患者さんに突然39℃以上の高熱が出た時、そして高熱以外に筋強直や振戦、多量の発汗、血圧変動などの症状がある時は、「悪性症候群」という抗精神病薬の副作

用の可能性を疑ってもよいかと思いますので覚えておいてください。これは主に抗精神病薬の治療中に出現する最も重篤で致死率の高い副作用とされているものです。

　こんな経験をしたことがあります。

　衝動的な暴力が続いていた患者さん。そのたびに抗精神病薬や気分安定薬が少しずつ追加され、結果的に大量の薬を内服していました。私が夜勤担当で夕食時に回った時に、その患者さんがベッド上でぐったりしているのを発見しました。体温が39℃、四肢の硬直、発汗があったので、当直医（非常勤の内科専門の医師）に報告すると、「抗精神病薬はそのまま内服させてください」と指示がありました。しかし私は、「患者さんの状況から悪性症候群の可能性が高く、生命の危険もあるので、夕食後の抗精神病薬は中止させてください」とお願いをして、与薬を中止しました。

　それから持続点滴が開始になりましたが、以後3日間高熱と意識障害が続き、4日目にようやく意識が戻り、一命をとりとめたことがありました。悪性症候群は最悪の場合、死に至る危険性があります。悪性症候群の恐れがある時に優先すべきは、「考えられる原因薬剤の中止」です。

　悪性症候群で実際に患者さんが亡くなって裁判になった時、たとえ医師の指示で与薬したとしても、看護師に「結果責任」（故意・過失の有無にかかわらず結果に対して責任を負うこと）が問われた判例があります。ですからいつの場合も医師の指示だからといってそのまま実施するのではなくて、自分でアセスメントすることが大事です。そして自分が実施した結果は自分の責任になるということを知っておきましょう。

薬に関して

患者さんの「薬を飲む勇気」を支えよう

薬物療法の意義は、症状を抑え、患者さんの生活を少し楽にすることです。

でも内服を開始すると、副作用はすぐに出ても、効果が出現するには2週間程度はかかります。そのため内服開始時は、薬の遅効性、起こり得る副作用、副作用はすぐに出るが時間経過とともに楽になること、副作用がつらい時は教えてほしいこと、自己中断はリスクであることを伝えておく必要があります。

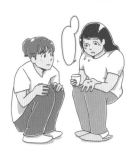

内服しても副作用ばかりが出て効果が実感しにくければ、患者さんが飲みたくなくなるのは当然です。患者さんが薬を飲む勇気を持ち続けられるのは、医療者を信頼していればこそです。医療者への信頼と内服率には相関関係があります。内服するかどうかは患者さんに委ねられています。こういったことを意識して、服薬へのアプローチができるとよいと思います。

患者さんから治療や薬について質問されたら、その真意をたずねてみよう

患者さんから、治療に関する質問——例えば「薬を飲んでも体が重くなるだけです。本当に効果があるのでしょうか」など——をされた時、どうすればよいでしょう。「薬のことは私にはわかりません。そういったことは医師に聞いてください」という一言を返して会話を終えてしまっている看護師を時々見かけますが、それでいいのでしょうか。ナイチンゲールは「人間の言葉のうちで"私は知りません"という言葉ほど情けない言葉はありません」と言っています。「わかりません、他の人

に聞いてください」という言葉を返された患者さんの落胆やイライラは想像に難（かた）くありません。

　この場合でしたら、まずは「どうして効果がないと思うのか教えてもらえますか」と真意をたずね、薬の内容や効果、副作用が知りたいなら調べて伝えるとよいですし、主治医への不信感があるのならその理由を聴けばよいと思います。

　ただし、妄想内容に対してなど、どうしても答えようがないことやわからない時は、誠実さを持って「ごめんなさい。よくわからないです」と伝えればよいです。誠実さが伝われば、患者さんも了解してくれると思います。

看護師が感じ取った内服による効果を伝えよう

　薬物療法が開始になったら、副作用の観察以上に、現在の薬物療法が患者さんに効果があるのかどうかを評価し、患者さんが内服治療に主体的に参加できるようフォローしていくことが大切です。

　精神科で使われる薬物療法の効果は、体温や血圧などのように検査値の変化として明らかにできるものではありません。何をもって評価するかと言えば、「薬を飲んだことで患者さんの生活がどれだけ楽になったか」です。例えば内服を開始して2〜3週間したら夜休めるようになったとか、焦りがなんとなく減ってテレビを観られるようになった、などがあったら、薬物療法の効果として評価してよいと思います。

　そうした変化を見ていくために、看護師には生活を密に観察する視点が求められます。そしてもし、なんらかの改善が見られると思ったら、こんなふうに患者さんに伝えてみましょう。「○○さんは、2週間前は焦って落ち着かないご様子でしたが、今はこんなふうに落ち着いていられるようになりましたね。もしご自身でも生活が少し楽になったと感じるのであれば、それは薬のおかげかもしれないですね」と。自分の変化は自分ではなかなか気づけないものです。看護師からフィードバックを受けて初めて薬が自分の生活を楽にしている可能性に気づけることも多いのです。

一方で、自分が薬にどんな価値を置いているか、確認しよう

「看護師が頓服を与薬する時というのは、患者さんの問題に対処する自分に限界を感じた時である」という研究結果があります。

ちなみに私は、患者さんから希望があれば頓服を与薬しますが、私から頓服を勧めることはほとんどありません。急性期状態で、まれに薬が患者さんの「今」を楽にすると判断した時だけ、患者さんに「薬を飲む選択肢がある」ことを伝えて、もし患者さんが希望したら与薬するくらいです。

看護師が薬にどのような「価値」を置いているか。トラブル、問題を回避するために薬を勧めているようであれば、それは患者さんに伝わります。看護師がいつでも薬に頼っているなら、患者さんも薬に頼ってしまいます。薬の力で自分の病気をなんとかしようとしている患者さんは、本当の意味では自立できないというケースを数多く見てきました。そうならないように、まずは看護師が「薬は必要かもしれないが、絶対ではない」という価値観を持って患者さんに対応できるとよいと思います。

暴力について
考えておく必要があります

患者さんが暴力を振るわずに過ごせるために

　精神科の患者さんは精神の病で不安定な状態にあるからこそ入院をしています。ですので患者さんが暴力を振るわずに過ごせるための最も大切なケアは、私たちの毎日の丁寧な言葉遣いと穏やかな態度になります。

　それは、患者さんに安心や信頼を与える治療であり、倫理実践でもあります。俳優さんが演技をするように、仕事の時は常に丁寧な言葉遣いと穏やかな態度を意識するようにすると、いつのまにか普段の生活でも同じような振る舞いができるようになり、人として成長している自分に気づけると思います。

表情が硬い患者さんに気づいたら、
「困っていることがありますか?」と言葉をかけよう

　他者への身体的暴力は突然起こるわけではなく、患者さんの中に恐怖や不安、不満などが徐々に高まり、感情が抑えられなくなった時に起こります。その理由として病状（幻聴妄想による命令や、認知障害、幻視など）から自分の身を守ろうとして暴力という形になる場合もありますし、あるいは入院中、閉鎖的で不特定多数の人が出入りしている空間で落ち着けなかったり、入院していることへの不満があったりして、そのイライラが合わさって、他の患者さんや医療者への身体的暴力に発展する場合もあります。

　暴力を振るうと患者さんは加害者になります。そして行動制限が強まったり、「暴力を振るう患者さん」というレッテルが貼られたりすると、結果的に患者さんは被害者になります。ですから看護師は患者さんから暴力を受けてはならないので

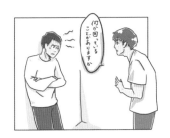

す。暴力を受けないことは、自分を守るだけではなく、患者さんの人権を守ることにもなります。

身体的暴力にまで発展させないためには、普段の患者さんの状態を知っておくことが必要です。普段と違って表情が硬かったり落ち着かなかったりしたら、「何か困っていることがありますか?」などと言葉をかけてみましょう。患者さんは声をかけてもらうことで孤立から解放され、誰かに思いを話せることで怒りのトーンを下げることができます。

すでに混乱している患者さんがいた場合は、1人で対応しないようにします

一方で、すでに混乱している患者さんがいた時、なんとかしようと看護師が1人で対応して、逆に患者さんから身体的暴力を受けてしまうことがあります。

患者さんが暴力を振るいそうで、すでに声かけで治まる様子ではない場合は、一番のケアはその場から「逃げる」ことです。その場から逃げて暴力を受けないことは、前述した理由により、患者さんに対するケアなのです。

患者さんは、身体的暴力を振るう相手がいなくなれば暴力を振るえませんし、看護師も、逃げてその場にいなければ暴力を受けることはありません。ただし逃げた後は、すぐに他のスタッフに応援要請をして、先輩方の対応を見て学ぶことが大切です。

ここで実際に新人さんから応援要請を受けて、私が対応した時のエピソードを紹介します。

その患者さんは怒りで興奮していました。そのため暴力を受けないように、3m以上距離を取り、なるべくゆったりした口調でどうして怒りが湧いているのかをたずねました。すると理由を話し出したため、話し終わるまで聴き、「そうですか。△△△という理由で○○さんは怒りが湧いたのですね」とその気持ちを認めました。自分の思いを吐き出し、それを認めてもらえて少し落ち着きを取り戻したと判断したタイミングで、今度は私から、「今のまま落ち着かなくて自分で暴力を抑えられないなら、落ち着くまで施錠された個室に入るか、不安時の頓服を内服して自分のベッドに戻って落ち着くまで休むかのどちらかを自分で選択し

てもらえませんか」と提案しました。それに対し患者さんは数分考えた
のち、頓服を飲んで自分のベッドで休むことを選択できたので、暴力は
しないと約束をして、その選択を認めました。その結果、患者さんは平
常時の様相に戻り、暴力に至らずに済んだのでした。

　このように患者さんの暴力の可能性が高まった時、選択肢を提案して
自己決定してもらう介入方法を「リミットセッティング」と言います。
このケースの場合、会話を通して暴力をしないで過ごせたことはよかっ
たですし、何より患者さんが暴力を抑えるための方法を自ら選択して実
行に移し、衝動を抑える経験ができたことは、とても治療的なことだっ
たと思います。

もし自分が暴力を受けていることに気づいたら、同僚や上司に報告しよう

　人が集まり生活している精神科病棟の中は1つの社会、コミュニティ
です。社会にいろいろな人がいるように、病棟にもいろいろな個性と考
えを持った人が入院しています。精神科病院は社会の縮図ですから、社
会の中に起きている人間関係の問題は、精神科病棟の中でも生じる可能
性があります。

　そしてこれは大変まれなことではありますが、残念な考え方、行動を
取る患者さんがいないわけではありません。症状によって暴力という形
になる以外にも、別の形での暴力が、特に立場が弱そうに見える人に向
けられてしまうことがあります。

　暴力には種類が3つあります。1つは殴る蹴るなどの身体的暴力。2
つ目は「それでも看護師か」などの言葉を投げる、あだ名をつけて呼
ぶなどの言葉の暴力。3つ目は性的誘いや好意的態度の要求などのセク
シャルハラスメントです。

　看護師はまずはこの暴力の種類を知り、認識することが必要です。そ
してもし今、自身がそのような暴力を受けていると気づいたならば、そ
のまま流すようなことはせず、すぐに同僚や上司に報告しましょう。ス
タッフ1人1人が、暴力を認識してチームで共有し、暴力は認められな
いという風土を作っていくことが大切です。

　患者さんだから仕方ないと考え、少しくらい嫌なことをされても我慢したり、適当に流したりはしないようにしましょう。患者さんに人権があるように看護師にも人権があり、社会で認められない行動は、病院の中でも認められません。また患者さんだからこそ、嫌なことをされたり言われたりしたら、自分の嫌な気持ちを率直に、かつ毅然と伝えることが大切です。率直に伝えることは、患者さんにとって、自身の認められない行動をフィードバックしてもらえるチャンスであり、治療的な対応になるからです。

　例えば患者さんが性的な誘いをしてきたら、「私は看護師として働いています。○○さんのそういった態度で私は心が傷つきます。申し訳ありませんが、今日はもうこれ以上対応できません。失礼します」のように伝えられるといいと思います。

見捨てられることに根深い恐怖を持っている患者さんへの対応

自律と信頼の面に発達課題を持つ患者さんが入院してくることがあります

　精神科では主症状に加え、持って生まれた特性や家族との関係性やこれまでの体験により、自律と信頼の面に発達課題をかかえ、他者から見捨てられることに根深い恐怖を持っている患者さんがかなりの割合でいます。

　そうした患者さんには、慢性的な空虚感や感情の不安定さを持つという特徴があります。自己中心的な考えを持ち、自分にとって良い人と悪い人に分ける傾向が強く、良好な関係を築くことに課題を持っています。他者から関心を持ってもらえていると感じれば落ち着いていられますが、他者から関心を持ってもらえていないと感じると、一転して暴力や問題行動（行動化）を繰り返すなど、衝動コントロールにも課題を持っています。

　このような特性は状況によって一般の人にも多かれ少なかれ起こるものですが、その特性が顕著で持続しているという点に特徴があります。それによって社会生活を送ることに支障をきたした時、入院という形で私たちと病棟で出会うこととなります。

　看護師の側がその特性やどう対応すべきかについて無知なまま対応すると、患者さんの言動に振り回され（操作され）、陰性感情が高まり、対応することが嫌になったり看護をしていくことに自信がなくなったりして、感情的に危機に陥ることが少なくありません。治療的関係は壊れ、病棟全体が混乱に陥る場合もあります。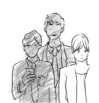

　このような特性を持つ患者さんに看護をしていく

ことは、精神科看護を続けていくための最高の試練であり、同時に精神科看護に対する最高の挑戦であると私は考えています。

　ここで私が経験した事例を通して、私たちはどう考え、どう対応していくとよいのかを一緒に考えていきましょう。

　患者さんはＡさん。女性。30代後半。診断は境界性パーソナリティ障害。両親に浪費を注意されたことで衝動的に暴力を振るい、初回任意入院となりました。入院時、浪費しないように両親と個人受持ち担当者であった私とＡさんで話し合い、おやつや日用品代として週に1500円でやりくりをしてもらう約束をしました。入院して1週間、Ａさんは抑うつ的でベッドで臥床していることが多い一方で、私が検温に行くと両親への不満や以前の職場での上司の態度の悪さなどを話し、「受持ち担当者が山下さんでよかった」と言って、特に問題なく過ごしていました。

　入院10日目、私に「お小遣いを使ってしまったところで生理が来たのでナプキン代をもらえないか」と相談がありました。私は、生理では仕方がないと考え、両親に了解をとってナプキン代を渡しました。その数時間後、ホールでアイスクリームやチョコレートを食べているＡさんを見つけて、「生理ではなかったのですか」とＡさんにたずねるとその問いには答えず、「おやつが食べたかったから買ったのよ」と平然とうそぶきました。そこで「次にお小遣いを渡す時は、今回使った分を減らして渡します」と一方的に伝え、うそをつかれたことの怒りを抑えるため、すぐにその場を後にしました。

　その1週間後、Ａさんは病棟の患者さん数十人からお金を借りていることがわかり、Ａさんにこれ以上借りないように伝えて、一時お小遣いを渡すのを中止しました。すると今度は外出して数万円するアクセサリーを購入してきました。こういった患者さんの自己中心的で無責任な行動に対して怒りを抑えられず、Ａさんに厳しく注意をすると、Ａさんは「山下さんがお小遣いをくれないから悪いのよ」と私に責任転嫁して平然としていました。その後、私がＡさんに対して感情的になることがあったことから、「山下さんに心を傷つけられたのでリストカットを

しました」とリストカットしてナースステーションに来たり、他のスタッフに私の悪口を言ったりすることが続き、治療的関係性が築けないままAさんは退院しました。

　このような事例に対してどのように考え、どのように対応したらよかったのか。本当に難しいですが、これまでの経験を踏まえてその原則について考えていきましょう。

■ 1人でかかえ込まず、チームで対応を。そしてあなた自身のケアを大切に

　まず1点目です。最も大切なことは、患者さんをケアしていくためには、前提として自分自身の心身のケアを優先に考えることです。これまで自分のことより患者さん優先で、優しく一生懸命な看護師さんほど、疲れ果ててしまうケースを多く見てきました。患者さんと対応するのが怖くなったり、仕事から離れても患者さんの言動を思い出してつらくなるなどがあった時は、1人でかかえ込まず、同僚や先輩にその思いを伝える勇気を持てるとよいと思います。

　Aさんのような特性を持った患者さんケアは、チームで対応するのが基本です。そしてチームの中でケアする人をケアし合える組織作りが何よりも大切だと私は思います。

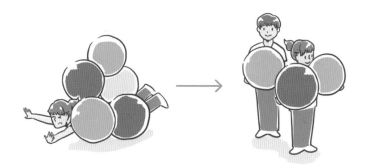

■ 2%のゆとりを取っておく

2点目です。『置かれた場所で咲きなさい』という本（渡辺和子著、幻冬舎）に、「98%は信じて2%は許すために取っておきなさい」という一説があります。Aさんのような患者さんの場合、理不尽な状況がよく起こります。でもいろいろな状況も患者さんの言動もそして自分自身のことも2%は許すために取っておけるとよいと思います。こうした患者さんに対しては、状況を客観的に捉える冷静さと、自然体で対応できる寛容さが必要だからです。

■ 1人の大人として役割モデルになる

3点目です。患者さんを、これまでいろいろなことを経験して今を一生懸命生きている1人の大人として認め、自然に接することです。そして自分も成熟した1人の大人として振る舞い、患者さんの役割モデルになることです。

Aさんのような患者さんの場合、持って生まれた特性や家族との関係性、これまでの経験などから、そもそも成熟した大人の関係を築けないことが前提としてあります。ですから人との関係性のあり方そのものが治療になっているのです。

■ 問題と人を分ける

4点目です。患者さんの根底には、他者から見捨てられることに根深い恐怖（見捨てられ不安）があります。見捨てられ不安が増大した時は患者さんの衝動性が一気に高くなることがあります。

ですから、何があっても見捨てないという意思を持ち、患者さんの問題行動に対しては「認められないのはあなたではなく、あなたの行動である」という一貫した態度を示すことが大切です。

■ 対応の「枠組み」を作る。ただし患者さんにその説明をし、同意を得る

5点目です。患者さんとのやりとりは、チームで情報共有できるようにまめに報告をし具体的事実を記録することです。情報共有しながら、病棟が混乱しそうな時は病棟ルールに則った対応を心がけ、医師の指示以外のことはしないといった「枠組み」を作るとよいと思います。

また患者さんの行動パターンに合わせて、例えば1対1で話をするの

は日勤帯だけにするとか、患者さんからの要望についてはチームで話し合いをしてから対応するなどの「枠組み」を作ってもよいと思います。「枠組み」を作ることは、元々ルールに則って行動できない患者さんに対して治療的ですし、何より看護師が安心感を持って対応できるからです。ただし「枠組み」を作ったら、患者さんにそれを理由と共に具体的な行動レベルで説明して、同意を得ることが必要で、大切です。

■ 「操作」は起こり得る。陰性感情が湧いた瞬間をケアのチャンスに

6点目です。この事例で私はAさんの言動に振り回されて、Aさんに陰性感情を持ったり怒りが湧いたりしましたが、これを「看護師が患者さんに操作される」と言います。

精神科ではこの「操作される」という言葉をしばしば使いますが、看護側が操作されることをよくないことと考えてしまうと危険です。そうするとケアをする前から患者さんと距離を取ったり身構えたりすることになり、本末転倒になってしまうからです。

そうではなく、看護師が操作されることは、Aさんの病理として当然起こり得ることだと知っておくと、少し余裕ができると思います。さらに患者さんの言動で陰性感情が湧いた瞬間が、逆にケアのチャンスだと考えてください。

例えば、患者さんが自分の課題について過去や他者に責任転嫁した時は「世の中自分の思い通りにいかないですね」とか「覆水盆に返らずなんですよね」などと少しユーモアを交えて伝えてみるのです。この言葉に患者さんが憮然としたり悔しそうな反応を見せたりすると、こちらが主導権を持っていることを感じることができ、さらに余裕が出てくると思います。

■ その方法でしか対処できないことを認めつつ、
行動化後の処置は淡々と。一方で、望ましい行動には関心を示そう

7点目です。リストカットや多量服薬（行動化）などをした時は、看護として、まずは抑うつ感やつらい感情があることを認め、今はそうした形でしか対処できないと認めることが大切です。それにより自分のことを理解してもらえたと感じて見捨てられ不安を弱め、衝動をコントロールする力を高めることがあるからです。

次に、行動化した理由を根掘り葉掘り聞かないで淡々と処置をすることが大切です。人は関心を持たれたところに関心が向きます。行動化について理由を聴くことで、その行動が強化され、繰り返される可能性があります。

　一方で、自律した望ましい行動をした時や、これからの自分のことについて悩んでいる時などは、積極的に関心を示すことが大切です。そうすれば望ましい行動が繰り返されるかもしれないからです。

■「あなたは○○することが期待されている」という表現で伝えよう

　8点目です。望ましい行動をしてもらいたいからと、正しいことをするようになだめたり、自覚させようとしたりしないことが大切です。その代わり、決めた枠組みなどがあれば、「あなたは○○することが期待されている」という表現を使うとよいと思います。患者さんは、結果を考慮せずに突然行動してしまう傾向が強いため、行動する時に自分でどっちにするかを考えられるように言葉をかけるのは、とても治療的なことです。

　以上ですが、Aさんのような特性を持ち合わせた患者さんは、確実にこうするとよいというような答えはありません。毎日の看護師とのやりとりそのものがケアにもなるし、その逆にもなります。そのことを知って、とりあえずは大人の関係を築いていけるように、1人の成熟した大人として対応していけば、それで十分なように私は思います。

自殺予防という
重要な精神科看護について

自殺は病の中の衝動。その「今」を外すケアをしていきます

　入職してすぐに考える必要はありませんが、しばらく経ったら、精神科で働き続けるには必須の知識として考えておかねばならないトピックがあります。それは患者さんの自殺についてです。

　精神科に入院している患者さんは自殺する可能性が常に高いことを念頭に置き、ある意味の覚悟を持って仕事をしていく必要があります。それが患者さんの命を守り、あなた自身の心を守って働き続けられることにつながります。

　自殺企図は、90%以上が精神疾患と関連していると言われています。つまり病の中で自殺衝動が抑えきれずに実行してしまうと考えられます。そのため症状が治まるまでの入院期間は、自殺衝動が高まっている「今」という一瞬を"外す"ケアについて知り、動けることが大切です。「今」を外し、やり過ごすことができれば、命を絶つという取り返しのつかないことを避けられるからです。

入院時基礎情報を聴く時、
勇気を持って「希死念慮」についてたずねます

　入院時基礎情報を取らせていただく時は、「希死念慮の有無」とその「程度」「自殺未遂歴の有無」を聴くことが大切です。自殺未遂歴がある時は、その「時期」「方法」、その時の「状況」や「心情」も、勇気を持って丁寧に聴きましょう。

　人は同じ方法で自殺企図をすることが多いので、入院中に実行可能な方法なのかを評価して、実行できない環境を提供することも大切なケアになります。またその時の状況や患者さんの心情を聴くことも大切なケアです。

人は誰かに自分の思いを語る体験を通して孤立から解放され、それが自殺衝動を抑える力になります。これまでの経験上、自殺衝動を抑えられないケースは、自分のつらい思いを話さない（話せない）患者さんや、焦燥感が強い患者さんに多いと感じています。

普段と何か違うと感じたら率直にたずねてみましょう

　患者さんの変化に気づくには、普段から密な観察をして、患者さんの表情や話す内容、行動パターンを把握しておくことが必要です。そして「今」という一瞬の自殺衝動を抑えるには、患者さんの普段と違うちょっとした行動パターンの変化に気づく敏感さが求められます。

　思い詰めた表情、ため息をつく、いつも観ていたテレビを観ない、治療を拒否する言動、外出時の服装の変化、ベッド周囲の荷物が整理されている、など、ほんの些細な変化です。

　自殺を決意した患者さんでも、どこかで死にたくない、気づいてほしいという何らかのサインを出すことがあります。そのことを知って、密な観察を続けることが自殺予防のケアには必要です。

　そして変化に気づいた時や、何か普段と違うと感じた時は、躊躇せずに本人に声をかけてたずねましょう。「○○さんのご様子を見て、いつもと違うように感じるのですが、何かありましたか」と。もし患者さんが思い詰めた表情のまま何も話せない時は、腰を据えて待ち、勇気を出して「○○さんのことが心配です。今、死について考えていますか」のように率直にたずねることが必要です。

　それは患者さんにとって孤立から救われる瞬間であり、病の中での自殺衝動を抑えられるかどうかのターニングポイントになるはずです。

「死にたい」と言われたら、
思いを聴き「明日までは死なない」約束を

　では患者さんから「死にたい」と言われたらどうしたらよいでしょう。誰でも怖くなりますよね。「死んではダメです」とこちらの思いを伝えたくなるかもしれません。

　でも、患者さんの「死にたい」という考えは症状の中で起こっている

ものです。そう考えると、「死んではダメです」という言葉は、食事を摂れない患者さんに「食べなければダメです」と伝えているようなもので、有効でないばかりか、わかってもらえないという思いを抱かせるかもしれません。

　「死にたい」と言われた時に私たちができるケアは、患者さんの今の思いや考えについて、話題をそらさずに真剣に聴くことです。そのつらい思いに寄り添い、「つらかったんですね」と言葉をかけることです。これくらいしかできなくても、実はこれが最も有効で、大切な自殺予防ケアになっていることを私は経験しています。

　患者さんが自分の思いを語れることは、病の中の孤立から解放されるとても大切な時間になるからです。そして十分に傾聴した上で、「明日までは自殺をしない」という約束ができるとよいと思います。「明日まで」という時間を伝えることは、「今」という一瞬を外すケアであり、死しか考えられない絶望感から離れ、約束によって孤立感から解放されるからです。

　精神科で働いていると、全く予想できない自殺やどうにも止められなかった自殺もあります。でも密な観察を続ける中で、それに気づき、言葉をかけ、心配していることを伝え、思いを傾聴し、自殺しない約束を交わすという一連の中のどれかができれば、自殺しないで命を救えるケースがほとんどであることを知ってもらいたいと思います。

それでも残念ながら自殺が起きてしまった時の対応について

　それでも大変残念なことではありますが、患者さんの様子が違うことにこちらが気づけない時や、その他の要因で防ぐことができずに自殺が起きてしまう時もあります。

　院内で自殺企図を発見した時は、まず応援を呼ぶことです。夜間の場合は他部署からも力を借りましょう。そして患者さんの命を助けることに全力を傾けてください。

　ただし救命の際、現場保存が必要であることも知っておきましょう。不幸にして死に至ってしまった場合は、後で警察が現場検証をするからです。特に縊首の場合は「結び目を残してハサミで切る」ようにします。

他の患者さんを現場から遠ざけ、目に触れないようにする配慮も必要です。自殺は連鎖します。群発自殺といって、1人の患者さんの自殺の後に、同じように続いて自殺に至るケースが少なくないからです。

関係者全員の感情ケアが必要です

不幸にして自殺が起きてしまった時、遺された人には嵐のように複雑な感情が襲います。驚愕、疑問、怒り、他罰、否認、合理化、自責など。うつや急性ストレス障害などの症状が出ることもあります。ここでケアすべき対象は、遺族だけでなく、他の患者さん、そして自分も含めたスタッフになります。

まず遺族に対しては、誠実な対応をし、その場しのぎをしないこと。わかっている事実を伝えることが大切です。そしてこれからいろいろな感情が出てうつやストレス障害などの症状が出る可能性もあるので、心身の健康管理に注意してほしいことも添えましょう。

次に、自殺に気づいた他の患者さんに対してです。遺族と同じように対応し、中立的な立場で、少なくとも「あなたには責任は一切ない」と伝えておくとよいと思います。また群発自殺を予防するために、不安が高まっていると判断した患者さんには、先述した自殺予防ケアを個別に実施していくことが必要です。

そして関係したスタッフに対しては、組織の中で心理的・物理的なサポートをしていくことが必要です。避けるべきは、仕事以外の時間に連絡を入れたり、仕事中にその時のことを根ほり葉ほり聞いたりすることです。こうしたことが二次的トラウマを与えるかもしれないからです。

あなた自身にも大変なストレスがかかっているはずです。最後に関係する部署や遺された人すべてが、起こったことを受け止め、先に進めるようにグリーフワークをしていきましょう。

感染症の世界的蔓延
という、特殊な危機時の 自分のあり方について

不安になった時こそ、働く基本に戻ろう

　2020年に発生した新型コロナウイルスの感染拡大により、私たちは当たり前の日常生活を失うという事態を経験しています。こうした経験をすると、自分は今のままでいいのだろうかとか、何か新たな行動をしなければ、といった考えが浮かんで落ち着かなくなるかもしれません。

　私自身について言うと、「こんな時こそ働く基本に戻ろう」と考えました。これまで当たり前だと思い気にも留めなかったあれこれに感謝し、さらに良くしようとする気持ちで、今できることに専念する。そのような考えを持ったら、激しかった心の揺れが治まるのを感じました。読者の皆さんも、揺れ動きが激しい時こそ働く基本に戻ろうと意識すると、ぶれない強さを持って仕事を続けられるかもしれません。

不安が高まっている今、自分がどう貢献できるかを考えましょう

　今、自分や人の命が脅かされる毎日になって、改めてここに私が存在していること、そして同じように人が存在していることがどれほど尊いことかを感じずにはいられません。これからも、看護は命の尊さを通してあることを忘れずに続けたいものです。特に精神科看護は社会全体の不安が高まれば、そのニーズが高まります。これまでと同じように働けることに感謝して、病院の中だけではなく、社会の中でどう貢献できるかも考え、動くことが大切だと思います。

最も優先すべき看護は、自身の感染予防対策

　新型コロナの感染により、人の命が脅かされている状況で最も優先す

ることは、自分が感染源にならないことです。そのためには仕事中でも生活の場面でもマスクをして、人との接触を避ける飛沫感染対策と、手や体には常にウイルスが付いていることを前提に、何かに触れたら手洗いをする接触感染対策が大切です。自分が感染源にならないことは、他の人々の命を守ることにもつながっており、それは今、最も優先すべき看護になります。

心の健康を維持するためにできること

■ ユーモアの心を忘れないようにしよう

　人はどんな困難な状況になっても、その状況に適応しながら乗り越える力が元々備わっています。特に、困難を乗り越える時の大きな力となるのがユーモアの心だと私は思います。ユーモアの心は出来事や人とのかかわりをゆとりあるものにして、愚かさや矛盾や不合理さをやんわりと包摂し、深刻な状況でもなんとかなると笑える力に変えることができます。また仕事を通して患者さんの感情に巻き込まれるのを防いでくれます。困難な時でもユーモアの心を忘れないでいると、強い自分でいられます。

■ 気分が沈みがちな時は、足を高く上げて歩いてみよう

　脳の機能低下は身体を意識的に動かすことで予防できます。例えば仕事中の歩き方ですが、気分が沈みがちな時、いつのまにか歩幅が小さくなっていてすり足で歩いていることってありませんか。

　そんな時は意識して背筋を伸ばし、あえていつもより歩幅を5cm広くして、足も10cm高く上げて歩くとよいと思います。気分はすぐに変えられなくても、ちょっとした行動なら変えることができます。それに歩き方1つでも患者さんに元気を与えられるので、それだけで大切なケアになります。

■ 否定的な言葉を使わず肯定的な言葉を使おう

　ポジティブは肯定的、積極的、前向き、楽観的であり、ネガティブはその逆で否定的、消極的、後ろ向き、悲観的です。「私はネガティブだから」と言う人もいますが、とりあえず否定的な言葉を使わないと決め

て、考えながら言葉を発してみてください。

　例えば「できない」は「なんとかなる」、仕事終わりに「疲れた」は「頑張った」、そして30頁でも伝えましたが「すみません」は「ありがとう」という言葉に変えるのです。

　いつも肯定的な言葉を使っていれば、それだけで実はポジティブになれます。ポジティブな言葉は自分も人をも元気にでき、良好な人間関係を作り、何より視野を広げられ、違う考え方や行動に気づけるようになるので、意図的に使ったほうがよいと思います。

■ 脳を元気にしよう

　物事を考えたり判断したり、楽しいとかつらいとかを感じるのは脳です。心の健康を考える時は、脳を元気にするという考え方を持つようにするとよいと思います。脳も体の一部、まずは脳の元気の素になる2点について知っておきましょう。

　1点目は「脳を養う＝食べる」です。大切なのは、毎日しっかり朝食を摂ることです。

　もう1点は「脳を休める＝眠る」です。あれこれ考えて眠れない時は、無理に布団に入らないほうがよいです。眠れる幸せな場所がつらい場所にならないようにしましょう。そして睡眠は2日で帳じりを合わせればよいと考え、眠くなったら布団に入りましょう。その代わり、仕事がない日でも、仕事のある日と同じ時間に起きることが大切です。睡眠パターンは崩れると元に戻すのが大変なので、原則は「遅寝しても早起き」です。この当たり前のことを毎日続けるのが心の健康を維持していくための大原則です。

■ 不安が湧き起こるのは当然だと自分に言い聞かせよう

　看護のアセスメントの枠組みにゴードンの11の機能的健康パターンというのがありますが、これは栄養－代謝パターン、活動－運動パターンなどの11の枠組みからできています。ここで注目したいのは「パターン」という言葉です。人間は、1人1人独自の生活パターンを無意識に持っていて、それが健康的かどうかは別として、そのパターンが崩れた時、誰もが不安定になります。

　今回、ウイルス感染によって社会が変化し、これまでの自分の生活パ

ターンを突然変えざるを得ない状況になったのですから、不安が湧き起こるのは当然なのです。そう自分に言い聞かせれば、ちょっとは安心できるのではないでしょうか。

■ 思いを伝え合うコミュニケーションを大切にしよう

　先の見えない不安にどうしていいかわからない時は、親しい人や家族とまめに連絡を取り、1人でも話を聴いてくれる人を見つけられるとよいと思います。また身近な人が不安を抱いていたら、あなたが話を聴いてあげられるとよいと思います。

　今は人とのつながりを見直し、思いを伝え合うようなコミュニケーションを持つのが大切な時です。コミュニケーションを通してつながりを実感でき、みんなが同じような不安をかかえていることがわかるだけでも少しホッとできると思います。

■ これまでとは違う生活パターンを見出そう

　14世紀に起こったペストの世界的大流行では世界の22％にあたる1億人余りが死亡し、19世紀末に有効な感染防止対策ができましたが、現在もなおペストの感染は続いています。この歴史から、世界がそのうち安定を取り戻しても、新型コロナによる感染はなくならずこれからも続くと考えられます。

　今は、変化した現実を受け入れ、これまでとは違う自分らしい生活パターンについてじっくりと考え、自分で答えを出していくことが大切かつ必要だと思います。臨機応変に変化に対応する経験は、これから患者さんを支援していく時にも必ず役立ちます。私たちは支援をする時、状況に合わせて臨機応変に患者さんの満足に沿うあり方を探していく必要があるからです。

■ 自然の中に身を置いてみよう

　人と身体的距離を取ることが求められ、自宅で過ごす時間が増えることで、これまで以上に人とのつながりや身体感覚、そして心が失われていくような怖さを覚えています。

　こういった時は、ボーッとしながら雲の流れや夜空を見たり、陽光や風を感じたりする機会を作ってはどうでしょう。できれば海を眺めた

り、土いじりをしたりして自然の中に身を置けるとよいと思います。そうすると身体感覚が呼び戻され、心が癒されます。また自分の不安や悩みなどがとてもちっぽけなものに思えて、また明日から切り替えてやっていこうと思えます。

　自然の中にいると、人間もウイルスも自然の中で生かされている存在で、ウイルスに勝つとか闘うとかではなく、ウイルスと共にどう生きていくかを考える大切さを教えてもらえます。これからどんなに社会が変化しても、「自然」をベースに考えると、生きている意味や大切なことに気づけると思います。

■ 自宅での生活パターンを見直すのもよい機会

　世界では、今回の感染拡大により食べるための経済的余裕がなくなり、各地で暴動が起きているというニュースを見ました。日本も大変な状況ですが、今、働くことができて、とりあえず食べることができている生活に心から感謝できるとよいと思います。

　そしてこれを機に食生活パターンを見直してみるのもよいと思います。外食やレトルトが多かった人は、食事メニューや栄養を考え、食材を買い、自分で調理して食べる。そんな時間の使い方をするのも素敵なことのように思います。

■ メディアを見ない。　二次的トラウマを受けないようにしよう

　東日本大震災から1か月後に私は震災支援に向かったのですが、被災者の方々は小学校で生活を続けていました。そこには大画面のテレビが設置されていて、連日震災についてのニュースをやっていましたが、それを見る人は誰もいませんでした。その理由は、被災者の方は、過去よりも今の生活を立て直すことにすべての時間を費やしたいからだと思います。そして震災のニュースを見ないことで二次的トラウマになるのを避けていたからだと思います。

　同じように、今、連日新型コロナ関連のニュースをやっていますが、それを見て気分が落ち込んだり、いろいろ考えて不安になったりするようならば、そうしたニュースを見るのはやめて、読書や音楽鑑賞などの趣味に興じたり、軽い運動をしたり、思い切って断捨離したり、現実の建設的な活動に時間を費やしたほうがよいと思います。

患者さんに対応する時、 マスクをしている影響について考えよう

57頁で私は、「通常時はマスクを外して患者さんに対応したいものです」と伝えましたが、今はスタッフ全員が感染予防のために勤務時間中はマスクをしています。全員がマスクをしている姿は、これまで安心安全な場所として存在していた病棟が、そうではない場所であることを患者さんに伝えていることになります。マスクをしていると顔の表情が読み取れず、患者さんによっては妄想を強くしたり、不安を高めたりすることもあります。患者さんの不安が高まり、生活に悪影響を及ぼす場合は、個別の対応を考える臨機応変さが必要だと思います。

安全と人権尊重との折り合いについて考えよう

社会全体で飛沫感染対策、接触感染対策が強化されて、精神科の病院内でもさまざまな工夫がなされました。病棟においては患者さんに、標準予防策として外出や外泊を控えてもらうようお願いをしました。家族の面会も直接会うことは控えてもらい、テレビ電話を使用するなどを考えるようになりました。

一方でそれは、患者さんの生活のすべてを病棟内で行うよう制限させることとなり、自分でおやつを買いに行くこともできず、家族との外出や外泊を通した社会療法もできない状況を作りました。安全を優先するがために、患者さんの人権、自己決定、満足の提供が守られなくなっているのです。状況は刻々と変わります。その変化に合わせて、安全と人権尊重との折り合いを考えながら臨機応変に対応していけるとよいと思います。

おわりに

　この本では新人さんが働く時に困らないようにと、自分の学んできたことや価値観を伝えてきました。でも書き終えてみてわかったのですが、新人さんのために書いているようで、実は誰よりも自分に役立っていたということです。自分の価値観や考えを人にわかるように言葉に落とし込んで伝える、そのプロセスを通して、少し自分のことが理解できたように思いました。

　これは精神科の看護師と患者さんの関係にとてもよく似ています。患者さんのためにケアしているようで、実は自分が患者さんにケアされている。そして患者さんの生き様を知ることで自分の生き様を考えさせられるのです。

　ケアの本質とは、他者に役立つ行いを通して、自分にも役立っている。そんなお互いの関係性の中で存在するものだと思います。精神科で働いていると、そういったことに気づけます。

　こんな経験があります。おむつ交換時に、黙って腰を上げてくれる寝たきりの患者さんがいました。看護師たちは、患者さんを大切に考え、自分たちなりに一生懸命おむつ交換をしていました。患者さんは、看護師が一生懸命おむつ交換をしてくれることに感謝して、少しでも役に立ちたくて、自分ができることとして黙って腰を上げてくれていたのでした。

　それを知って看護師は、「いつも腰を上げてくれてありがとうございます」と感謝の気持ちを言葉で伝えました。患者さんは看護師の感謝の言葉に満足を感じて、また次も満足を実感したくて黙って腰を上げてくれます。

　おむつを替える看護師と、替えてもらう患者さん。両者の阿吽の

呼吸により満足が重なり合った瞬間に、幸せを実感します。この瞬間を味わうと、この仕事はやめられないなと感じます。そう感じているのは私だけではないと思います。

　「精神科仕事術」としてここに書いた内容が、新人さんだけでなく、精神科にかかわって働こうとしているすべての方々の仕事の継続に少しでも役に立てるのであれば、著者としてこれ以上の幸せはありません。そして読者を含めた社会のすべての人が、精神科とそこで働いているスタッフのすごさ、そして何よりそこにいる患者さんの生きる力のすごさに気づいてもらうきっかけになったらと願っています。

2021 年 10 月　　　　　　　　　　　　　　　　　山下隆之

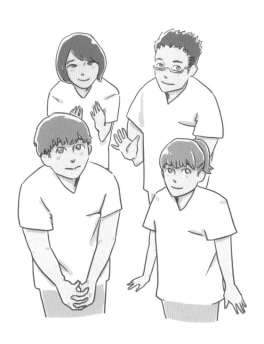